Shruti S. Kumbhare
Sachin B. Mangalekar
Nitin Gorwade

Maravilhas Microscópicas: Cirurgia Periodontal de Precisão

Shruti S. Kumbhare
Sachin B. Mangalekar
Nitin Gorwade

Maravilhas Microscópicas: Cirurgia Periodontal de Precisão

O futuro da cirurgia: onde a precisão encontra a inovação

ScienciaScripts

Imprint

Cover image: www.ingimage.com

This book is a translation from the original published under ISBN 978-3-639-71417-3.

Publisher:
Sciencia Scripts
is a trademark of
Dodo Books Indian Ocean Ltd. and OmniScriptum S.R.L publishing group

120 High Road, East Finchley, London, N2 9ED, United Kingdom
Str. Armeneasca 28/1, office 1, Chisinau MD-2012, Republic of Moldova, Europe
Managing Directors: Ieva Konstantinova, Victoria Ursu
info@omniscriptum.com

Printed at: see last page
ISBN: 978-620-8-61533-8

Conteúdo

RECONHECIMENTO

"O perito em qualquer coisa foi em tempos um principiante. " - Helen Hayes

A viagem da PÓS-GRADUAÇÃO foi como uma montanha-russa com muitas lições para aprender, problemas para resolver, mas acima de tudo uma experiência para desfrutar. Considero-me afortunado por ter tido várias mãos que me ajudaram e cuja benevolência me animou ao longo desta viagem. É com imenso prazer e gratidão que agradeço a todos aqueles que contribuíram de todas as formas possíveis para a realização deste trabalho.

Gostaria de exprimir a minha imensa gratidão ao ***Dr. Sharad Kamat****, Diretor da Faculdade de Medicina Dentária e do Hospital Bharati Vidyapeeth (Deemed to be University), por me ter inspirado e motivado a alcançar o melhor.*

Este trabalho não teria sido possível sem a orientação do ***Dr. Sachin B Mangalekar,*** Professor, Chefe de Departamento, Departamento de Periodontologia**,** *que teve a amabilidade de me dar conselhos especializados inestimáveis ao longo do meu trabalho de investigação. Ele tem-me motivado continuamente a esforçar-me para alcançar um objetivo mais ambicioso do que aquele que eu pensava poder alcançar. As suas críticas construtivas em relação à investigação, inovação, conhecimento do assunto e criatividade ajudaram-me a tornar-me um melhor clínico. Como meu mentor, ensinou-me mais do que eu alguma vez lhe poderia dar crédito. Mostrou-me, com o seu exemplo, o que deve ser um bom professor e uma boa pessoa.*

Gostaria de agradecer especialmente ao ***Dr. Nitin Gorawade,*** *à* ***Dra. Pallavi Kamble*** *e ao* ***Dr. Jeeth Rai*** *pelo seu apoio constante. Os seus esforços incansáveis inspiraram-me sempre a trabalhar mais. Agradeço-lhes por me encorajarem e acreditarem em mim.*

Gostaria também de agradecer à ***Dra. Priyanka Lawate,*** *ao* ***Dr. Kunal Keshaw*** *e ao* ***Dr. Shashank Vijapure*** *pela sua ajuda e apoio durante o meu curso.*

Gostaria de estender a minha sincera gratidão aos meus queridos seniores ***Dr. Anuja Jagtap, Dr. Janak Wakankar, Dr. Ankita Saha, Dr. Yashasri Nayak, Dr. Shivani Lanjewar e Dr. Rachana Agarwal*** *pela sua ajuda e sugestões.*

Estou grato a todos aqueles com quem tive o prazer de trabalhar durante este projeto, a cada um dos meus Co-PGs, ***Dr. Saumya Shankar****, por me ter sempre tirado da minha zona de conforto, ao* ***Dr. Prasanna Sawant****, por me ter encorajado a ser um bom ser humano, e aos meus Juniores,* ***Dr. Aakash Chatterjee, Dr. Shruti Dhimate e Dr. Prachi Rathod,*** *que me deram uma orientação pessoal e profissional extensiva e me ensinaram muito sobre a investigação científica e a vida em geral.*

"Diz-se muito bem que a vida não tem nenhuma bênção como um bom amigo." Este projeto não teria sido possível sem o apoio excecional dos meus amigos. ***A Dra. Shruti Anekar****, que sempre acreditou em mim, mesmo quando eu não acreditava, e me apoiou;* ***a Dra. Sakshi Aher,*** *por me manter sã, me deixar cometer erros e me ensinar a aprender com eles, e por ser a pessoa em quem posso sempre confiar;* ***o Dr. Tejas Mahadik****, por me compreender em todos os aspectos da minha vida e me dar apoio emocional e força mental.* ***O Dr. Chinmay Sawant, o Dr. Yogeshwar Dengwani*** *por me manterem entretido e me motivarem e, por último,* ***a Dra. Kasmira Ratnaparkhi, a Dra. Sulochana Lokhande, o Dr. Apurva Padhye*** *e* ***a Sra. Sakshi Priya Gaurav*** *que me deram todo o amor e carinho.*

Tudo isto não seria possível sem os modelos da minha vida, os meus pais, ***o Sr. Shrikant S. Kumbhare e a Sra. Nilima S. Kumbhare,*** *a quem gostaria de agradecer o amor incondicional,*

a orientação e o encorajamento em tudo o que faço, a minha avó ***Smt. Ashok Kumbhare e o Dr. Madhukar Kumbhare*** *por me terem inspirado a prosseguir o meu interesse pela ciência, o meu irmão* ***Shreyas Kumbhare*** *por ter sido sempre a minha espinha dorsal e por me ter incentivado a trabalhar arduamente***,** *a minha sobrinha* ***Nirvi S. Tamhankar*** *e o meu sobrinho* ***Aarav N Kumbhare*** *por me terem ensinado, sem o saber, o significado do amor incondicional.*
Acima de tudo, presto a minha homenagem a **Deus**, *o Todo-Poderoso, para que me abençoe com boa saúde, coragem, inspiração, zelo e força para continuar.*
As minhas desculpas àqueles que, inadvertidamente, deixei passar ou esqueci de mencionar nos meus agradecimentos, mas que são igualmente merecedores.

MUITO OBRIGADO A TODOS!!!

INTRODUÇÃO

O mundo da medicina dentária tem assistido a uma rápida mudança ao longo dos últimos anos devido a uma revolução terapêutica que teve lugar na cirurgia geral, exigindo a reciclagem de dezenas de milhares de cirurgiões e a remodelação das suas salas de operações. Os avanços na ciência e na prática periodontal durante a última década alteraram radicalmente a compreensão das doenças periodontais e abriram novas e excitantes perspectivas para a terapia não cirúrgica e cirúrgica das doenças periodontais.[1] Os métodos mecânicos de desbridamento subgengival realizados através de uma destartarização e alisamento radicular minuciosos, acompanhados de procedimentos de higiene oral, têm servido como o padrão de ouro da terapia periodontal durante décadas. A principal preocupação em qualquer tratamento periodontal é o controlo dos microrganismos errantes, a resolução da inflamação dos tecidos moles e a restauração do suporte alveolar perdido.[2] Estão disponíveis várias opções de tratamento no arsenal de um periodontista, incluindo terapia cirúrgica e não cirúrgica. Não satisfeitos com as armas tradicionais para combater a microbiota oral e restaurar o suporte ósseo alveolar perdido, clínicos, cientistas e investigadores engenhosos viraram-se para caminhos novos e por vezes exóticos e exploraram novas fronteiras de leis físicas, moléculas farmacológicas e novos conceitos disponíveis para outras situações médicas.[2]

Os recentes desenvolvimentos na medicina demonstraram que a ampliação e a microcirurgia podem contribuir grandemente para a prática clínica. Vários instrumentos e técnicas novos são adoptados pelos cirurgiões dentários em todo o mundo. Devido à introdução da microcirurgia periodontal, a periodontia tem assistido a um refinamento crescente de procedimentos como a regeneração tecidular guiada, o recobrimento radicular, o aumento gengival, o aumento dos tecidos duros, a ressecção óssea, o alongamento da coroa e os implantes dentários, que requerem conhecimentos clínicos e desafiam as competências técnicas dos periodontistas[3].

A macroscopia é definida como a visibilidade a olho nu ou sem microscópio e a macrocirurgia convencional é, por conseguinte, efectuada utilizando a visão normal sem qualquer auxílio de ampliação. **Daniel RK** (1979)[4] definiu amplamente a microcirurgia como a cirurgia efectuada sob a ampliação fornecida pelo microscópio operatório. A microcirurgia foi descrita por **Serafin** (1980)[5] como uma metodologia que assegura a modificação e o aperfeiçoamento das técnicas cirúrgicas existentes, utilizando a ampliação para melhorar a visualização, com aplicações em todas as especialidades. A periodontologia moderna está ligada à cirurgia plástica e à odontologia estética. A microcirurgia periodontal é definida como "aperfeiçoamentos das técnicas cirúrgicas básicas existentes que são possíveis graças à utilização do microscópio cirúrgico e à subsequente melhoria da acuidade visual

(Shanelec 1992)[6]. A mudança surpreendente da macrocirurgia para a microcirurgia deveu-se à aceitação da terapia cirúrgica microscópica e endoscópica, particularmente a remoção laparoscópica da vesícula biliar e a reparação artroscópica da articulação do joelho. Estes procedimentos foram uma evolução natural dos avanços microcirúrgicos que tiveram lugar no início da década de 1970 e que culminaram na microcirurgia médica moderna.

O termo cirurgia mucogengival foi inicialmente introduzido na literatura por Friedman para descrever procedimentos cirúrgicos para a correção das relações entre a gengiva e a membrana mucosa oral, com referência a três áreas problemáticas específicas: gengiva aderida, vestíbulos rasos e um frénulo que interfere com a gengiva marginal. Com o avanço das técnicas cirúrgicas periodontais, o âmbito dos procedimentos cirúrgicos sem bolsas aumentou, abrangendo agora uma multiplicidade de áreas que não eram abordadas no passado. Reconhecendo este facto, o

World Workshop in Clinical Periodontics de 1996 renomeou a cirurgia mucogengival como "cirurgia plástica periodontal", um termo originalmente proposto por Miller em 1993.[7] Desenvolvimentos recentes na medicina mostraram que a ampliação e a microcirurgia podem melhorar consideravelmente a prática clínica. Hoje em dia, a microcirurgia é aplicada a uma variedade de operações médicas que vão desde a reimplantação de membros a procedimentos de bypass da artéria coronária.[8] Embora a utilização de lupas e de microscópio cirúrgico para obter ampliação para realizar vários procedimentos em diferentes disciplinas do campo médico e cirúrgico seja amplamente aclamada, a sua incorporação na medicina dentária, em particular na periodontia, precisa de ser abordada a um nível mais alargado. A microcirurgia plástica periodontal incorpora a utilização de um microscópio de dissecação cirúrgica numa tentativa de aumentar a visibilidade, minimizar o trauma e melhorar os resultados cirúrgicos. A ampliação cirúrgica pode permitir que o operador veja coisas que não são distinguíveis a olho nu.[9]

A ampliação é um recurso tecnológico que permite melhorar a acuidade visual, minimizar o cansaço ergonómico e aumentar a produtividade clínica. Pode ser exercida com lupas, lupas com lanterna de cabeça, lentes de aumento ou pelo microscópio operatório. Muitos instrumentos foram criados para se adaptarem ao aumento da ampliação proporcionado pelo microscópio operatório. Agulhas microcirúrgicas, tesouras, porta-agulhas, facas microcirúrgicas e fórceps foram criados com dimensões reduzidas.[10]

Como filosofia de tratamento, a microcirurgia incorpora três princípios importantes: [11] 1. Melhoria das capacidades motoras, aumentando assim a capacidade cirúrgica.

2. Ênfase no encerramento passivo da ferida com a aposição primária exacta do bordo da ferida.

3. Aplicação de instrumentos microcirúrgicos e sutura para reduzir o traumatismo dos tecidos.

O objetivo é a eliminação de lacunas e espaços mortos no bordo da ferida para evitar a formação de novo tecido necessário para preencher os vazios cirúrgicos. A fase dolorosa e inflamatória da cicatrização da ferida pode assim ser evitada.

O advento e utilização do microscópio operatório nas cirurgias tem inúmeras vantagens, tais como: um pós-operatório com mínima morbilidade, conforto do paciente, controlo dos passos cirúrgicos, maior número de pontos de sutura, melhor irrigação sanguínea dos retalhos, refinamento cirúrgico e um resultado estético padronizado.[10]

A microcirurgia não é uma disciplina independente, mas é uma técnica que pode ser aplicada a uma disciplina cirúrgica diferente, que se baseia no facto de a mão humana, mediante um treino adequado, ser capaz de executar movimentos mais finos do que o olho nu é capaz de controlar[12].

A microcirurgia periodontal é definida como um aperfeiçoamento das técnicas cirúrgicas básicas existentes, possibilitado pela utilização do microscópio cirúrgico e pela subsequente melhoria da acuidade visual. A microcirurgia plástica periodontal incorpora a utilização de um microscópio cirúrgico de dissecação numa tentativa de aumentar a visibilidade, minimizar o trauma e melhorar os resultados cirúrgicos. Foram desenvolvidos instrumentos em miniatura, como micro bisturis e micro suturas, na esperança de ajudar o cirurgião e minimizar a lesão dos tecidos. A ampliação cirúrgica pode permitir que o operador veja coisas que não são distinguíveis a olho nu.[9]

CAPÍTULO 1

HISTÓRIA

História do Microscópio Operatório em Medicina

As referências à ampliação remontam a 2800 anos, quando foram descritas no Egito lentes simples de vidro com menisco. O desenvolvimento da microcirurgia pode ser rastreado até à invenção do microscópio composto por Zachariah Jansen em 1590. Em 1694, o comerciante de Amesterdão Anton van Leevenhock construiu o primeiro microscópio de lentes compostas.[8] Os primeiros defensores da microcirurgia foram os otorrinolaringologistas, que consideravam a ampliação essencial para operar dentro dos limites restritivos (1 cm) do ouvido médio. Posteriormente, os oftalmologistas tornaram-se dependentes das técnicas microcirúrgicas para a reparação e reconstrução de deformidades na câmara anterior do olho.[13] Nomes de ópticos, cientistas, comerciantes de têxteis e de vinhos, como os de Zacharias e Hans Janssen, Galileu Galilei, Giovanni Faber, Anton von Leeuwenhoek, Robert Hook e Jackson Lister, estão intimamente associados à montagem dos primeiros microscópios, à criação de lentes sem aberrações cromáticas e às numerosas descobertas de microrganismos e células pela primeira vez na história da humanidade.[14] A Suécia tornou-se o epicentro da terapia microcirúrgica em 1922, quando um otorrinolaringologista, Carl-Olof Nylén, relatou a sua experiência com um MO monocular que tinha concebido para efetuar operações aos ouvidos. Tal como a maioria das inovações, o MO não foi imediatamente adotado como a ferramenta de ampliação para a realização de procedimentos cirúrgicos otológicos; os principais líderes de opinião contemporâneos ainda utilizavam lupas cirúrgicas com ampliação limitada.[13] Em oftalmologia, Perritt relatou, em 1946, a utilização de um microscópio estacionário com uma fonte de iluminação acessória para realizar uma queratectomia superficial.[15] Em 1954, H. Littmann publicou um artigo descrevendo um MO binocular que permitia trabalhar em diferentes níveis de ampliação sem ter que trocar lentes objetivas ou peças oculares.[14] Na cirurgia vascular, o próximo passo lógico para elevar o refinamento da execução do tratamento foi a incorporação do MO, como demonstrado por Jacobson e Suarez em 1960.[14]

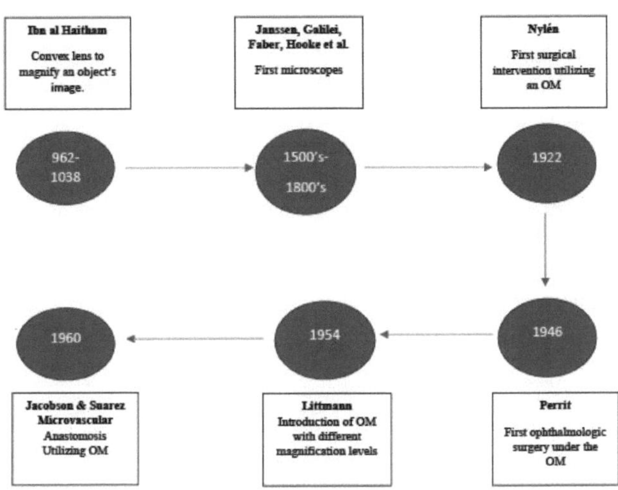

Fig. 1 Cronologia de eventos marcantes: OM em medicina.

História do Microscópio Operatório em Medicina Dentária

Embora à primeira vista a utilização do MO na área da medicina dentária pareça ser uma disciplina relativamente recente, quando comparada com acontecimentos históricos nos campos científico e médico, o primeiro passo para a incorporação desta tecnologia na medicina dentária remonta a 1907, quando Bowles apresentou um microscópio binocular e bi-objetivo (dispositivo visual estereoscópico do tipo Greenough) para ser utilizado no consultório dentário. Este aparelho vinha equipado com uma combinação de luz eléctrica/refletor que iluminava o campo de trabalho.[16]

Alguns anos mais tarde, em 1981, os esforços de um dentista e de um otorrinolaringologista, Dr. Apotheker e Jako, levaram ao desenvolvimento do primeiro microscópio moderno de funcionamento comercial equipado com acessórios que permitiam a documentação (através de fotografias e cassetes de vídeo) e um laser de CO2. Este instrumento oferecia uma visão estereoscópica e binocular, uma ampliação de 5-10* com alta resolução, uma distância de trabalho entre o objeto e o microscópio de 200-300 mm, várias opções de montagem na cadeira dentária, no chão ou no teto e uma fonte de iluminação independente. Apesar de ser um produto bem concebido, a empresa comercial que apoiou esta inovação na área da medicina dentária não prosperou.[17] Chou e Pameijer demonstraram os benefícios significativos da utilização do estereomicroscópio no laboratório de próteses dentárias em processos que requerem precisão, tais como o corte de matrizes, a selagem de moldes de cera e o acabamento e polimento de materiais metálicos e de porcelana.[18] Martignoni e Schonenberger mostraram o microscópio em prótese fixa como uma ferramenta essencial para executar trabalhos que exigem alta precisão na preparação dos dentes, definição de margens e preservação da integridade dos tecidos moles quando se trabalha com a dentição natural.[14]

O mundo da medicina dentária teve de esperar pelos esforços liderados pelo Dr. Carr, que praticava endodontia no início da década de 1990 e que demonstrou as vantagens inegáveis da incorporação da microscopia, para que esta tecnologia ganhasse uma força significativa na profissão dentária. A terapia endodôntica é realizada principalmente em dentes individuais, geralmente com movimentos operador-paciente restritos a planos únicos e envolvimento mínimo de eixos de rotação (predominantemente acesso oclusal para intervenções não cirúrgicas e acesso bucal para intervenções cirúrgicas), o que facilita a execução de tarefas sob o microscópio. Esta interação cinemática simplista tem sido fundamental na adoção da OM por esta disciplina dentária.[14]

A exodontia assistida por microscópio foi documentada e os seus méritos ilustrados por Schmidt e Boudro, salientando a redução da morbilidade e a prevenção de sequelas quando a ampliação e a iluminação de campo ideal são combinadas e disponibilizadas com o uso do MO. Procedimentos como subluxação e elevação de dentes e desbridamento e preservação do alvéolo alveolar podem ser realizados com o mínimo de trauma quando o MO é incorporado ao arsenal do cirurgião[14].

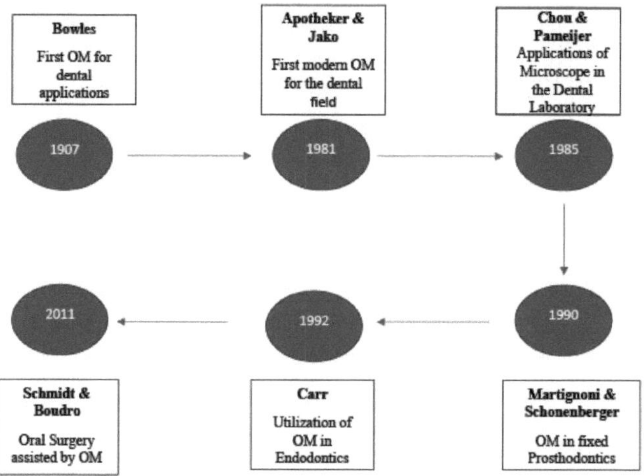

Fig. 2 Linha cronológica de eventos marcantes: microscópio operatório em medicina dentária

História do Microscópio Operatório em Periodontologia e Implantologia

A terapia periodontal assistida por microscópio foi introduzida na especialidade de periodontologia em 1992 por Shanelec e Tibbetts durante a 78ª reunião anual da Academia Americana de Periodontologia em Orlando, Florida. Desde então, várias publicações foram disponibilizadas definindo a filosofia clínica subjacente a esta abordagem, descrevendo o armamentário necessário para realizar procedimentos cirúrgicos periodontais assistidos por microscópio e explicitando os benefícios associados à adoção desta forma de prática clínica.[7]

Burkhardt & Hurzeler, em 2000, demonstraram a utilização do microscópio cirúrgico na cirurgia perioplástica estética. Descreveu os dispositivos ópticos necessários, bem como as considerações cirúrgicas para a seleção de instrumentos sofisticados e materiais de sutura.[6]

Cortellini & Tonetti, em 2001, resumiram a utilização do microscópio cirúrgico na terapia comum de regeneração de tecidos, incluindo a regeneração guiada de tecidos, a regeneração óssea guiada, o aumento dos seios nasais e o aumento dos tecidos moles periodontais/peri-implantares. Estes procedimentos requerem um manuseamento preciso e delicado dos tecidos duros e moles e beneficiaram enormemente da utilização do microscópio operatório. Seguindo a mesma linha, ao longo das últimas décadas, a abordagem minimamente invasiva surge como uma modalidade de tratamento preferida.[19]

A aplicação do microscópio operatório na terapia com implantes foi documentada por Shanelec em 2005, apresentando uma série de casos de 100 implantes dentários no maxilar anterior colocados ao microscópio em alvéolos de extração com fabrico imediato de restaurações provisórias fixas suportadas por implantes. Nas palavras do Dr. Shanelec, reconhecido como o pai da microscopia na periodontia e na implantologia, "A microscopia tem o potencial de fazer avançar a medicina dentária de uma era de perda dentária traumática para uma era de substituição exacta e sem falhas de um dente anterior com uma coroa estética suportada por implantes."[14] Os efeitos benéficos dos elevados graus de ampliação proporcionados pela MO na terapia periodontal não cirúrgica também foram documentados por Mamoun em 2014, facilitando a deteção de cálculos e a sua diferenciação com as estruturas dentárias, ao mesmo tempo que permite a identificação de contornos anatómicos que, em última análise, conduzem a um acesso preciso e a uma limpeza eficiente das superfícies radiculares e dentárias, enquanto a destartarização e o planeamento radicular continuam a ser um benefício marcante da incorporação desta tecnologia na prática periodontal não cirúrgica em .[14]

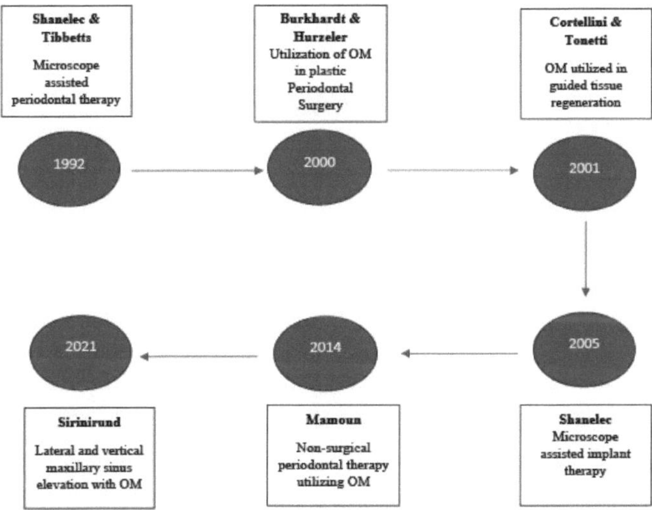

Fig. 3 Eventos marcantes na linha do tempo: OM em Periodontia e Implantodontia

ANO	INVENTOR	INVENÇÃO
962-1038	Ibn al Haitham	Lente convexa para ampliar a imagem de um objeto.
1500-1800	**Janssen, Galileu Galilei, Faber, Hooke et al.**	**Primeiros microscópios**
1694	O comerciante de Amesterdão Anton Van Leeuwenhoek	construiu o primeiro microscópio de lentes compostas.
1876	Saemisch, um oftalmologista alemão	introduziu as lupas binoculares simples na cirurgia oftalmológica
1907	Bowles	Primeira OM para aplicações

		dentárias
1921	Carl Nylen	considerou a microcirurgia, utilizando pela primeira vez um microscópio binocular para a cirurgia do ouvido.
1946	Perrit	Primeira cirurgia oftalmológica sob a OM
1950	Barraquer	Começou a utilizar o microscópio na cirurgia da córnea.
1954	Littmann	Introdução de OM com diferentes níveis de ampliação
1960	Jacobson & Suarez	Anastomose microvascular utilizando OM
1978	Apotheker e Jako	introduziu pela primeira vez o microscópio na medicina dentária
1985	Chou & Pameijer	Aplicações do Microscópio em o laboratório dentário
1990	Martignoni & Schonenberger	OM em Prostodontia fixa
1992	Carr	publicou um artigo que descreve a utilização dos nove microscópios cirúrgicos durante os procedimentos endodônticos.
1993	Shanelec e Tibbetts	apresentou um curso de formação contínua sobre microcirurgia periodontal na Academia Americana de Periodontologia
2000	**Burkhardt & Hurzeler**	**Utilização da MO na cirurgia plástica periodontal**
2001	Cortellini & Tonetti	OM utilizado na regeneração guiada de tecidos
2005	**Shanelec**	**Terapia de implantes assistida por microscópio**
2011	Schmidt & Boudro	Cirurgia oral assistida por OM
2014	**Mamoun**	**Terapia periodontal não cirúrgica utilizando OM**
2021	Sirinirund	Elevação lateral e vertical do seio maxilar com OM

Quadro 1: PERSPECTIVA HISTÓRICA

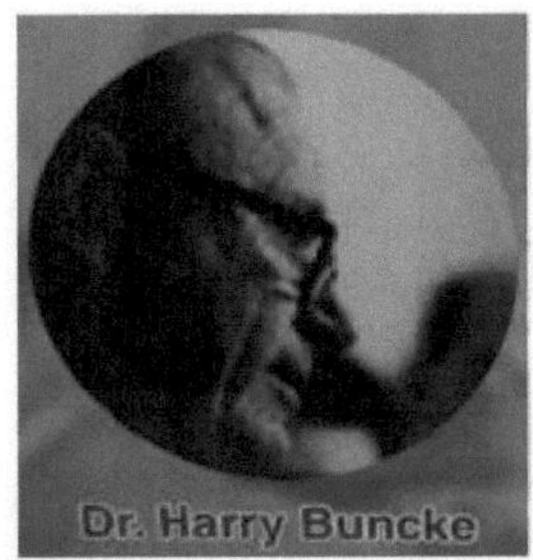

Fig.4 PAI DA MICROSURGIA

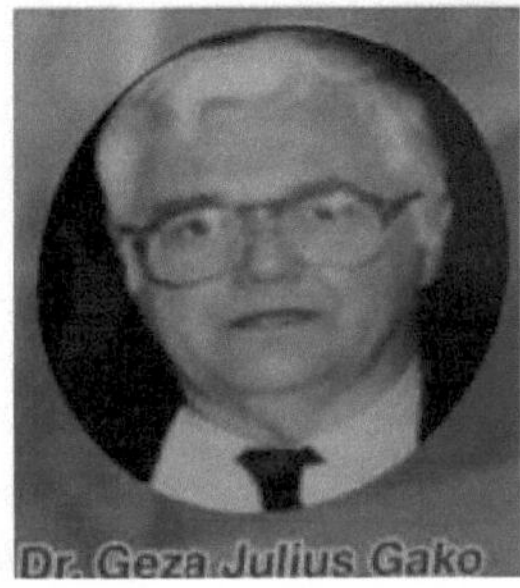

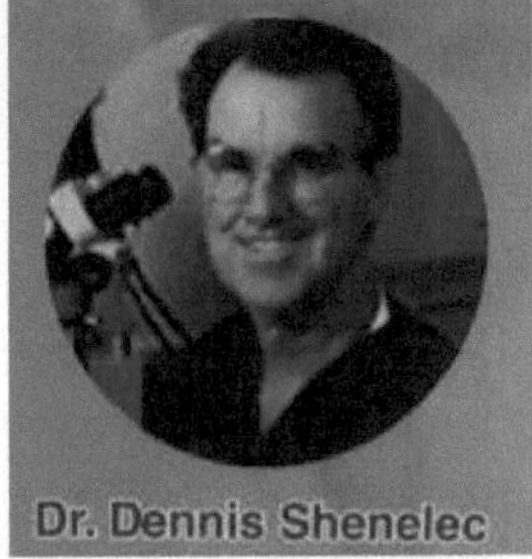

Fig.5 PAI DA MICROSURGIA A LASER Fig.6 FUNDADOR DA MICROSURGIA PERIODONTAL

CAPÍTULO 2

REVISÃO DA LITERATURA

1. **Knut A. Selvig,T Betty G. Kersten,f A. Durwin H. Chamberlain, UlfM.E. Wikesjó e Rolf E. Nilvéusf (1992)**[20] efectuaram um estudo no qual a condição da membrana no momento da remoção foi comparada com a eficácia clínica da cirurgia reconstrutiva suportada por membrana em defeitos periodontais intra-ósseos. Dezasseis defeitos intra-ósseos em 12 pacientes foram tratados com cirurgia de retalho gengival, incluindo desbridamento da superfície radicular e colocação de uma membrana de politetrafluoroetileno expandido (ePTFE). As membranas foram removidas após 4 a 6 semanas e examinadas por microscopia eletrónica de varrimento (MEV) para detetar contaminação bacteriana e elementos de tecido conjuntivo aderentes. Doze meses após a cirurgia, os locais dos defeitos foram reexaminados quanto a alterações no nível de fixação à sondagem e no nível ósseo à sondagem. A comparação dos resultados ultra-estruturais e das observações clínicas revelou que a extensão da contaminação bacteriana da membrana se correlacionava inversamente com a avaliação clínica do ganho de adesão. Os resultados indicam que a extensão da exposição oral e a contaminação bacteriana da membrana de ePTFE no momento da remoção podem ser um indicador do sucesso ou fracasso a longo prazo do procedimento regenerativo. Em conclusão, a análise SEM das membranas de ePTFE removidas mostrou uma relação entre a contaminação bacteriana da membrana no momento da remoção, por um lado, e a avaliação clínica do ganho ou perda de inserção 12 meses após a cirurgia, por outro.
2. **Jörg Wiltfang, et al (2000)**[21] fizeram um acompanhamento radiográfico, endoscópico e ultrassonográfico do seio maxilar comparando 2 técnicas de aumento do assoalho do seio. Sonogramas, radiografias (Waters' view) dos seios paranasais e endoscopia serviram antes e durante a cirurgia para avaliar o seio maxilar. Uma semana após a operação, foram realizados ultrassom e acompanhamento radiográfico (Waters' view). Seis meses após a operação, foi feito um acompanhamento ultrassonográfico com a revelação dos implantes. Se fosse detectada qualquer condição patológica, efectuávamos outra radiografia dos seios nasais, outro exame endoscópico, ou ambos. Os resultados mostraram que, em 23 dos 63 pacientes, a cicatrização ocorreu sem intercorrências. A visão de Waters revelou opacificação do seio maxilar uma semana após a cirurgia em 40 casos quando a "técnica da janela" foi utilizada. A sinusite ocorreu 3 vezes, como resultado da migração de lascas de osso em 2 pacientes. Perdemos 11 dos 132 implantes inseridos durante os períodos de cicatrização e carga. Os autores concluíram que o aumento do seio maxilar controlado por endoscopia pode diminuir a taxa de complicações numa altura remanescente dos maxilares entre 4 e 8 mm.
3. **Pierpaolo Cortellini e Maurizio S. Tonetti (2001)**[22] avaliaram os resultados de uma abordagem microcirúrgica na terapia regenerativa de defeitos intra-ósseos profundos. Este estudo de coorte envolveu 26 pacientes com um defeito intraósseo interdentário profundo cada.

Estes foram tratados com regeneração periodontal utilizando membranas de regeneração tecidular guiadas. Os defeitos foram acedidos com retalhos de preservação da papila realizados com o auxílio de um microscópio operatório e instrumentos microcirúrgicos . Os resultados incluíram a avaliação do fecho primário completo do espaço interdentário (fecho), ganhos no nível de inserção clínica (NIC) e reduções nas profundidades de sondagem (PD). As diferenças no CAL entre a linha de base e 1 ano foram clínica e estatisticamente muito significativas. As diferenças entre as profundidades de sondagem da linha de base e de 1 ano foram altamente significativas do ponto de vista clínico e estatístico. Os ganhos associados em CAL foram de 5,4+ 1,2 mm em média, correspondendo a um ganho de CAL de 82,8+ 14,7% do componente intraósseo inicial do defeito. A DP média foi de 5,8+1,4 mm e foi associada a um aumento mínimo da recessão gengival. Foi registado um aumento da recessão gengival entre a linha de base e 1 ano. Por conseguinte, os autores concluíram que a utilização da abordagem microcirúrgica estava associada a uma capacidade muito elevada de obter e manter o encerramento primário dos tecidos interdentários sobre as membranas de barreira.

4. **Luca Francetti, Massimo Del Fabbro, Tiziano Testori, Roberto L Weinstein (2004)**[23] relataram 16 casos tratados consecutivamente pela técnica de autoenxerto de papila livre rotacionada combinada com o retalho coronalmente avançado utilizando microcirurgia. Dezesseis recessões gengivais isoladas (2,5 a 4,0mm de profundidade) foram tratadas cirurgicamente com um retalho coronalmente avançado associado a um enxerto de tecido conjuntivo colhido de uma papila adjacente, cujas dimensões correspondiam às da área radicular exposta. Os procedimentos foram realizados com o auxílio de um microscópio cirúrgico. A profundidade de recessão, a profundidade de sondagem, o nível de inserção periodontal e a largura do tecido queratinizado foram registados no início e 12 meses após a cirurgia. A recessão média passou de 3,38 +/- 0,72 mm no início para 0,13 +/- 0,29 mm aos 12 meses, um ganho de 97,03%. Em 13 dos 16 casos, 12 meses após a cirurgia, a margem gengival estava localizada na JCE ou coronal a ela, enquanto em dois casos a recessão residual era menor que 1,0 mm e, em outro caso, era de 1,0 mm. O nível médio de inserção periodontal foi de 4,72 +/- 1,00 mm no início e 1,03 +/- 0,59 mm no acompanhamento. A média de tecido queratinizado aumentou de 1,25 +/- 0,75 mm para 3,47 +/- 0,87 mm. Todas as diferenças entre 12 meses e a linha de base foram estatisticamente significativas. Não existiam bolsas no início do tratamento e esta situação manteve-se estável durante o período de observação. Todas as 16 recessões isoladas tratadas mostraram um excelente ganho de cobertura radicular sem necessidade de um segundo local cirúrgico, reduzindo assim a morbilidade do paciente.

5. **Rino Burkhardt e Niklaus P. Lang (2005)**[24] avaliaram o grau de vascularização de enxertos de tecido conjuntivo através de uma abordagem microcirúrgica. A população estudada neste estudo consistiu em 10 pacientes com recessões bilaterais de Classe I e II nos caninos superiores. Num desenho de boca dividida, os defeitos foram selecionados aleatoriamente para cobertura da recessão através de uma abordagem microcirúrgica (teste) ou macrocirúrgica (controlo). Imediatamente após os procedimentos cirúrgicos, e após 3 e 7 dias de cicatrização, foram realizados angiogramas fluorescentes para avaliar a vascularização do enxerto. Além disso, os parâmetros clínicos foram avaliados antes da intervenção cirúrgica e com 1, 3, 6 e 12 meses de pós-operatório. O resultado da avaliação angiográfica nos locais de teste revelou uma vascularização de 8,9 + 1,9% imediatamente após o procedimento. Após 3 dias e após 7 dias, a vascularização aumentou para 53,3 + 10,5% e 84,8 +13,5%, respetivamente. A vascularização correspondente nos locais de controlo foi de 7,95 +1,8%/44,5 +5,7% e 64,0 +12,3%, respetivamente. Observou-se um aumento significativo da vascularização imediatamente e após

3 e 7 dias, em comparação com o grupo de controlo. O presente estudo clínico controlado demonstrou que, na cobertura da superfície radicular, uma abordagem microcirúrgica melhorou substancialmente a vascularização dos enxertos e as percentagens de cobertura radicular em comparação com a aplicação de uma abordagem macroscópica convencional.

6. **Luca Francetti, Massimo Del Fabbro, Simona Calace, Tiziano Testori, Roberto L. Weinstein (2005)**[25] verificaram se a utilização de um microscópio cirúrgico no tratamento cirúrgico da recessão gengival poderia melhorar o resultado em termos de cobertura radicular e aparência do tecido final em comparação com a cirurgia periodontal tradicional. Vinte e quatro casos de recessão gengival (profundidade de 2 a 5 mm) foram tratados por diferentes técnicas cirúrgicas mucogengivais em 24 pacientes: 12 procedimentos foram realizados com o auxílio de um microscópio cirúrgico (grupo de teste), enquanto os outros 12 pacientes foram tratados sem o microscópio (grupo de controlo). A profundidade de recessão, a profundidade de sondagem, a perda de inserção periodontal e a largura do tecido gengival queratinizado foram registadas no início e 12 meses após a cirurgia. O resultado deste estudo foi que a cobertura média do defeito aos 12 meses foi de 86% e 78% para os grupos de teste e controlo, respetivamente; a cobertura completa foi alcançada em 58,3% e 33,4% dos casos, respetivamente. Todos os parâmetros melhoraram significativamente desde o início até aos 12 meses em ambos os grupos, exceto a profundidade de sondagem, que não sofreu alterações significativas. Embora os resultados do grupo de teste tenham sempre mostrado uma melhoria significativa em relação aos controlos, não foram detectadas diferenças significativas entre os grupos de teste e de controlo. A avaliação estética qualitativa mostrou: (1) alta concordância entre os examinadores; (2) cicatrização e perfil marginal significativamente melhores no grupo teste; e (3) nenhuma diferença significativa na aparência das papilas. Assim, os autores concluíram que a aplicação da ampliação na cirurgia mucogengival obteve melhores resultados em termos de sucesso e previsibilidade em comparação com as técnicas convencionais e pode ajudar a alcançar excelentes resultados estéticos.

7. **Robert M. Michaud, John Schoolfield, James T. Mellonig e Brian L. Mealey (2007)**[26] determinaram se a destartarização e aplainamento radicular (SRP) assistida por endoscopia resultava numa maior redução do cálculo residual em comparação com a SRP isolada em dentes multirradiculares. Vinte e quatro pacientes foram incluídos e contribuíram com 35 pares de dentes (70 dentes no total). Cada dente de cada par foi aleatoriamente designado para receber SRP assistida por endoscopia (teste) ou apenas SRP (controlo). Ambos os dentes foram extraídos imediatamente após o tratamento, lavados com água e corados com azul de metileno. A percentagem de cálculo residual foi determinada através de estereomicroscopia e software de imagem digital por um único examinador mascarado. Os resultados mostraram que, no geral, havia menos 1,16% (P = 0,097) de cálculo residual nos locais de teste em comparação com os locais de controlo. Nas superfícies interproximais, as raízes de teste tinham menos 2,63% de cálculo residual do que as raízes de controlo (P = 0,003), enquanto as raízes de teste tinham ligeiramente mais cálculo residual do que as de controlo nas superfícies vestibulares/lingual (0,36%; P = 0,652). Não se registaram diferenças estatisticamente significativas no cálculo residual entre os grupos em profundidades de sondagem mais profundas ou em locais com invasões de furca profundas. Apenas nos locais interproximais mais superficiais, com profundidades de sondagem de £6 mm, foi observado um número significativamente menor de cálculo residual nas raízes tratadas com endoscopia (P = 0,020).

O tempo de tratamento diminuiu significativamente com o aumento da experiência do operador; no entanto, não se registou uma melhoria significativa nos níveis de cálculo residual com uma maior experiência. Os autores concluíram que, dentro dos limites deste estudo, a utilização do endoscópio como adjuvante da SRP tradicional não proporcionou uma melhoria significativa na remoção do cálculo em dentes molares multirradiculares.

8. **Luigi Checchi, et al (2009)**[27] avaliaram a correlação entre BOP e depósitos subgengivais utilizando a avaliação endoscópica. 107 dentes (642 locais individuais) de 16 pacientes periodontais, tratados com destartarização e alisamento radicular, foram avaliados quanto ao índice de placa (IP), índice gengival (IG), profundidade da bolsa de sondagem (PPD), hemorragia à sondagem (BOP), índice de biofilme endoscópico (EBI) e índice de cálculo endoscópico (ECI) na reavaliação de um mês. Nos resultados Foi detectada uma associação linear entre a BOP e a DP, o EBI e o ECI. A BOP forneceu um elevado nível de especificidade, mas valores de sensibilidade bastante baixos, tanto para o ECI (sensibilidade de 40%, especificidade de 86%) como para o EBI (sensibilidade de 37%, especificidade de 89%). A sensibilidade da BOP estava diretamente relacionada com a quantidade de depósitos subgengivais. Os autores concluíram que existe uma relação direta entre a BOP e a presença ou quantidade de depósitos subgengivais.

9. **Telia Asha Latha, Sabitha Sudarsan, K V Arun, Avaneendra Talwar (2009)**[28] avaliaram o sucesso e a previsibilidade de um enxerto de pedículo papilar rodado em combinação com o retalho coronalmente avançado utilizando uma lupa cirúrgica (ampliação de 2,5X) para o tratamento da recessão gengival classe I de Miller. Quinze pacientes sistemicamente saudáveis com recessão gengival isolada foram submetidos ao procedimento. A profundidade de sondagem, a percentagem de cobertura radicular, a largura da gengiva queratinizada e o ganho de ligação clínica, a largura da papila, a altura da papila, a área da papila no local doador, foram registados no início, 3 meses e 12 meses. Todos os parâmetros, exceto a profundidade da bolsa de sondagem, melhoraram significativamente desde o início até aos 12 meses. O defeito de recessão médio de 2,67 +/- 0,03 mm presente no início do estudo reduziu para 0,13 +/- 0,35 mm no final do 3º mês e estabilizou em 0,27 +/- 0,59 mm aos 12 meses. A redução média da profundidade de recessão foi de 2,40 +/- 0,03 mm no final do estudo. Foi obtido um recobrimento completo da recessão em 13 dos 15 (87%) casos tratados, com uma percentagem média de recobrimento da recessão aos 12 meses de 86 +/- 35,19%. O ganho na largura da gengiva queratinizada foi de 1,33+/- 0,13 mm no final do estudo. Os autores concluíram que a utilização da ampliação na cirurgia mucogengival permitiu alcançar um elevado grau de sucesso e previsibilidade, bem como um excelente resultado estético.

11. **Shahrokh C. Bagheri, er al (2010)**[29] relataram os dados demográficos e os resultados da exploração microcirúrgica e da reparação de ramos periféricos do nervo trigémeo lesionados devido à osteotomia sagital do ramo dividido mandibular (SSRO). Foi efectuada uma revisão retrospetiva de todos os pacientes que foram submetidos a reparação microcirúrgica de lesões periféricas do nervo trigémeo causadas por SSRO mandibular e que foram operados pelo autor sénior (R.A.M.) entre março de 1986 e dezembro de 2005. Um exame físico, incluindo o teste neurossensorial padronizado (NST), conforme descrito por Zuniga et al, foi realizado em cada paciente no pré-operatório. Todos os doentes foram seguidos periodicamente após a cirurgia durante pelo menos 1 ano, tendo o NST sido repetido em cada visita. Os resultados do NST obtidos na última visita do paciente foram usados para determinar o nível final de recuperação da função sensorial. A recuperação sensorial foi avaliada utilizando as diretrizes estabelecidas

pela escala do Medical Research Council. Havia 54 (n =54) pacientes (8 homens e 46 mulheres) com uma idade média de 36,9 anos (variação de 16 a 55 anos) e um acompanhamento de pelo menos 12 meses. O nervo mais frequentemente lesado/reparado foi o NIA (n=39), seguido do NL (n=14) e do nervo vestibular longo (n=1). Em 31 pacientes (57,4%), a queixa sensorial principal foi dormência, enquanto 20 pacientes (37%) queixaram-se de dor e dormência, e 3 pacientes (5,5%) queixaram-se de dor sem menção de dormência. O tempo médio entre a lesão nervosa e a reparação foi de 9,4 meses (variação de 3 a 50 meses). O achado intra-operatório mais comum foi um defeito de descontinuidade (n=18, 33,3%), seguido de secção parcial do nervo (n=15, 27,8%), neuroma em continuidade (n=11, 20,3%) e lesão por compressão (n=10, 18,5%). O procedimento cirúrgico mais frequente foi a reconstrução do NIO com enxerto autógeno do nervo sural ou grande auricular (n=22, 40,7%), seguido da excisão do neuroma com ou sem neurorrafia (n=13, 24,1%). Todas as lesões do LN (n=14) foram secções parciais ou completas, das quais 2 foram reconstruídas com enxertos nervosos autógenos e as outras 12 foram submetidas a neurorrafia. A lesão do nervo vestibular longo exigiu a excisão de um neuroma do coto proximal sem neurorrafia. Após um mínimo de 1 ano de seguimento, a NST mostrou que 8 nervos (14,8%) não apresentavam sinais de recuperação; 19 nervos (35,2%) tinham recuperado a "função sensorial útil" e 27 nervos (50%) apresentavam recuperação total, conforme descrito pela escala do Medical Research Council. Os autores concluíram que a reparação microcirúrgica do NIO ou do NL lesionado durante a SSRO pode ser considerada em doentes com disfunção sensorial persistente e inaceitável na distribuição do nervo envolvido. Modificações na técnica cirúrgica podem ser úteis para reduzir a incidência de tais lesões.

12. Sandro Bittencourt, Erica Del Peloso Ribeiro, Enilson A Sallum, Francisco H Nociti Jr, Márcio Zaffalon Casati (2011)30 compararam o recobrimento radicular, a morbidade pós-operatória e os resultados estéticos da técnica do enxerto de tecido conjuntivo subepitelial (ETCS) com ou sem o uso do microscópio cirúrgico no tratamento de recessões gengivais. Neste estudo de boca dividida, foram selecionados vinte e quatro pacientes com recessões gengivais bilaterais de Classe I ou II de Miller >2,0 mm em caninos ou pré-molares. As recessões gengivais foram aleatoriamente designadas para receber tratamento com SCTG com ou sem o auxílio do microscópio cirúrgico (grupos teste e controle, respetivamente). Os parâmetros clínicos avaliados incluíram os seguintes: profundidade (RH) e largura (RW) do defeito gengival, largura (WKT) e espessura (TKT) do tecido queratinizado, profundidade de sondagem (PD) e nível de inserção clínica (CAL). A morbilidade pós-operatória foi avaliada através de uma escala visual analógica e de um questionário. A satisfação do paciente também foi avaliada através de um questionário. As percentagens médias de cobertura radicular para os tratamentos teste e controlo, após 12 meses, foram de 98,0% e 88,3%, respetivamente (P <0,05). O recobrimento radicular completo foi alcançado em 87,5% e 58,3% dos dentes tratados nos grupos teste e controlo, respetivamente. Para todos os parâmetros, exceto a altura da recessão, houve uma melhoria no exame final, mas sem diferença entre os tratamentos. Para a RH, foi encontrado um valor mais baixo no grupo de teste em comparação com o grupo de controlo (P <0,05). No grupo teste, todos os pacientes ficaram satisfeitos com a estética obtida, e 19 pacientes (79,1%) ficaram satisfeitos no grupo controle. Relativamente à morbilidade pós-operatória, 14 pacientes em cada um dos dois grupos de tratamento não utilizaram analgésicos para controlo da dor. Os autores concluíram que ambas as abordagens foram capazes de produzir recobrimento radicular; no entanto, o uso do microscópio cirúrgico foi associado a benefícios clínicos adicionais no tratamento de dentes com recessões gengivais.

13. Dennis A. Shanelec e Leonard S. Tibbetts (2011)[31] estabeleceram alguns dos benefícios e versatilidade da microcirurgia de implantes dentários e da técnica SMILE para situações esteticamente difíceis. Utilizando uma abordagem microcirúrgica recentemente desenvolvida, a técnica SMILE (Simplified Microsurgical Implant Life like Esthetics), foram obtidos resultados bem sucedidos em 298 de 300 casos. O sucesso é atribuído à precisão microcirúrgica associada a esta técnica. Os autores concluíram que, com a técnica SMILE, o clínico dispõe de uma sequência de tratamento ordenada para a colocação e provisionalização imediata de implantes. O resultado é uma excelente estética, bem como o sucesso previsível da osteointegração dos implantes dentários.

14. **Arpita Ramisetti, Pamela Emmadi e Saravana kumar (2012)**[32] avaliaram a quantidade de cobertura radicular obtida pelo auto-enxerto de papila rotacionado livre com um retalho coronalmente avançado (FRPA+CAF) utilizando auxiliares microcirúrgicos no tratamento de recessão bucal superficial. Um total de 30 locais de recessão isolados (2,5-4 mm) em 24 pacientes foram selecionados e tratados com auto-enxerto de papila livre rotacionado microcirurgicamente realizado com um retalho coronalmente avançado. Os parâmetros clínicos, tais como a profundidade de recessão (RD), a largura da recessão (RW), a profundidade de sondagem (PD), o nível de fixação clínica (CAL), a largura da gengiva queratinizada (WKG) e a altura e largura da papila no local doador foram avaliados e comparados no início, 3 meses e 6 meses. O resultado deste estudo mostrou uma diferença estatisticamente significativa nos valores médios da altura da recessão, largura da recessão, largura da gengiva queratinizada e nível de inserção clínica. Foi encontrada uma diferença significativa nesses parâmetros entre os intervalos de tempo da linha de base para o terceiro mês e da linha de base para o sexto mês. Assim, os autores concluíram que o FRPA combinado com um retalho avançado coronalmente utilizando auxiliares microcirúrgicos é um método previsível e estável de cobertura radicular para recessões gengivais superficiais.

15. **Ranjana Mohan, Rohit Jain (2013)**[33] avaliaram uma abordagem microcirúrgica para o recobrimento radicular da gengiva em recessão na zona estética. Um paciente de 25 anos de idade com recessão gengival classe I de Miller com canino Maxilar esquerdo (23) foi relatado neste estudo. Foi realizada uma microcirurgia plástica periodontal com enxerto duplo de papila com enxerto de tecido conjuntivo colhido do palato para cobrir a raiz desnudada, utilizando instrumentos microcirúrgicos e microssutura com material de sutura 6-0 sob ampliação. Os resultados mostraram que a cicatrização ocorreu sem intercorrências, com 100% de cobertura da raiz desnudada após três meses. Os autores concluíram que uma nova técnica minimamente invasiva para o tratamento da recessão gengival, empregando um retalho duplo de papila com enxerto de tecido conjuntivo, sob ampliação e utilizando instrumentos microcirúrgicos, provou ser a melhor em termos de obtenção de uma cobertura radicular completa, espessura adequada de tecido queratinizado e melhor combinação de cores. Verificou-se uma cicatrização mais rápida da ferida devido à redução do trauma cirúrgico com a utilização de instrumentos microcirúrgicos e micro-suturas, o que é vital para o tratamento do recobrimento radicular.

16. **Sérgio Kahn, Walmir Júnio de Pinho Reis Rodrigues e Marcos de Oliveira Barceleiro (2013)**[34] relataram três casos em que foi realizado enxerto de tecido conjuntivo subepitelial por via microcirúrgica para tratamento de recessão gengival profunda após tratamento ortodôntico. Todos os casos foram realizados usando a abordagem microcirúrgica para cobertura radicular. Os autores concluíram que um enxerto de tecido conjuntivo subepitelial utilizando uma abordagem microcirúrgica resultou numa cobertura radicular bem-sucedida e no aumento do tecido queratinizado, melhorando o padrão estético gengival nos casos em que a recessão gengival profunda estava associada ao movimento ortodôntico.

17. **Suraj Pandey, D S Mehta (2013)**[35] avaliaram e compararam a abordagem convencional (macro-cirúrgica) e microcirúrgica na realização do auto-enxerto de papila livre rotacionada combinado com cirurgia de retalho coronalmente avançado no tratamento de recessão gengival localizada. Foi selecionado para o estudo um total de 20 locais de 10 pacientes sistemicamente saudáveis. As localizações selecionadas foram divididas aleatoriamente em local experimental A e local experimental B, utilizando o desenho de boca aberta. A abordagem convencional (macro-cirúrgica) para o local A e a micro-cirurgia para o local B foram aplicadas na realização do auto-enxerto de papila livre rotacionado combinado com retalho avançado coronalmente. A profundidade da recessão (RD), a largura da recessão (RW), o nível de fixação clínica (CAL.) e a largura do tecido queratinizado (WKT.) foram registados no início, 3 meses e 6 meses após a cirurgia. Ambos os grupos (macro e microcirurgia) mostraram uma melhoria clínica significativa em todos os parâmetros (RD, RW, CAL e WKT). Os autores concluíram que ambos os procedimentos cirúrgicos foram igualmente eficazes no tratamento da recessão gengival localizada através da técnica de auto-enxerto de papila livre rotacionada combinada com retalho avançado coronalmente. No entanto, a cirurgia sob ampliação (microcirurgia) pode ser clinicamente melhor do que a cirurgia convencional em termos de menos dor e desconforto pós-operatórios sentidos pelos pacientes no local microcirúrgico.

18. **Nejat Nizam, Orhun Bengisu, Sule Sönmez (2013)**[36] avaliaram os resultados clínicos de abordagens micro e macrocirúrgicas na cobertura de recessão gengival utilizando enxerto de tecido conjuntivo. 21 no grupo microcirúrgico (grupo de teste) e 21 no grupo macrocirúrgico (grupo de controlo) foram tratados com retalho posicionado coronalmente e enxerto de tecido conjuntivo subgengival. A profundidade da recessão (RD), a largura da recessão (RW), a área da superfície radicular (RSA), a largura do tecido queratinizado (KTW), a profundidade de sondagem, o nível de ligação clínica, o nível de dor durante a cicatrização e os resultados estéticos foram avaliados durante 24 meses. Os resultados mostraram que a RD, a RW e a RSA foram significativamente mais baixas ao fim de 1, 3, 6 e 24 meses, em comparação com a linha de base em ambos os grupos. A RD também foi significativamente mais baixa no 1º mês em comparação com o 24º mês no grupo de controlo. A RD e a RSA ao 24º mês foram significativamente mais baixas no grupo microcirúrgico. Os níveis de dor na área doadora e na área recetora diminuíram mais cedo no grupo microcirúrgico, e as pontuações estéticas melhoraram de forma semelhante em ambos os grupos. Os autores concluíram que uma abordagem microcirúrgica ao recobrimento radicular com recessão gengival é suscetível de preservar os resultados clínicos durante mais tempo do que a abordagem macrocirúrgica, pelo menos durante 24 meses. A cicatrização parece ser mais rápida utilizando a microcirurgia, mas os resultados estéticos são semelhantes.

19. **Punit Vaibhav Patel, Naresh Kumar, Farhan Durrani (2013)**[37] relataram um caso de um doente do sexo masculino, de 22 anos de idade, com uma fenestração gengival no incisivo central inferior esquerdo e o seu tratamento cirúrgico com um enxerto de espessura parcial posicionado coronalmente sob ampliação de 4 X. Paciente do sexo masculino, 22 anos de idade, com fenestração gengival em 31 com superfície radicular visível e recessão gengival em 41 com componente vertical de 4 mm, profundidade de sondagem de 2 mm, nível de inserção clínica de 6 mm e gengiva queratinizada de 2 mm. O tratamento incluiu a terapia da fase I (destartarização e planeamento radicular dos dentes envolvidos), seguida de manutenção. A terapia da fase II consistiu no reposicionamento coronário de um enxerto de espessura parcial por meio de técnica microcirúrgica. Durante todo o procedimento, foi utilizada uma lupa de microscopia operacional ajustada para uma ampliação de 4 vezes. O resultado mostrou que houve um ganho na gengiva aderida com fechamento da fenestração gengival em 31 e cobertura radicular de 3 mm em 41. Os autores concluíram que a CPF sob técnica microcirúrgica tem forte aplicação prática, especialmente no campo da cirurgia plástica periodontal. Ela reduz o trauma tecidual, auxilia na cicatrização pós-operatória precoce e aumenta o conforto dos pacientes.

20. Paolo Gennaro, Glauco Chisci, Guido Gabriele, Giorgio Iannetti (2014)[38] descreveram duas técnicas para a gestão de implantes dentários osseointegrados que colidem com o nervo mandibular, cujo objetivo é melhorar a sensação sem desaparafusar o implante dentário. Os autores descreveram 2 técnicas em 2 pacientes diferentes que apresentavam dormência do NIO tardiamente após a inserção dos implantes. As duas técnicas utilizadas foram a lateralização do nervo alveolar inferior e a técnica de transferência do nervo mandibular transversal. Uma senhora de 60 anos desenvolveu dormência imediatamente após a recuperação da anestesia local utilizada para a colocação do implante, tendo sido encaminhada para uma intervenção de transposição do NIA e reparação microcirúrgica. Seis meses após a cirurgia, os potenciais evocados mandibulares com laser nd-YAG apresentaram os seguintes resultados em V3: o paciente tratado por lateralização do NIA apresentou uma resposta de latência curta (SP1) de 11,8/35 no lado saudável e 10,8/32 no lado operado, e uma resposta de latência longa (SP2) de 59,7/77,4 valores no lado saudável e 64,2/89,6 no lado operado. O paciente que foi tratado pela técnica cross-face apresentou um SP1 11,8/32 no lado sadio e 11,2/31 no lado operado. O SP2 foi de 52,4/67,6 no lado sadio e 53,9/79,6 no lado operado. De acordo com o resultado acima, os autores sugerem o uso de técnicas microcirúrgicas conservadoras com conservação do implante.

21. Renata de Araujo Barbosa, et al (2014)[39] avaliaram os efeitos do tabagismo na técnica de microcirurgia periodontal utilizando o enxerto de tecido conjuntivo subepitelial (SCTG) para tratamento de recessão gengival em fumantes. Foram selecionados 14 pacientes não fumadores e 12 fumadores, que apresentavam recessão gengival classe I e II de Miller superior a 2 mm. Em ambos os grupos, o enxerto de tecido conjuntivo subepitelial foi utilizado com o auxílio de um microscópio cirúrgico. Os parâmetros clínicos de largura e altura da recessão gengival, altura e espessura do tecido queratinizado, profundidade de sondagem e nível de inserção clínica foram avaliados antes e seis meses após a cirurgia. O resultado deste estudo mostrou que se obteve uma percentagem média de 96,66% de recobrimento radicular nos não fumadores e 82,49% nos fumadores (p=0,03). O recobrimento radicular completo foi observado em 78,57% e 50% dos pacientes, respetivamente. Aos 6 meses, ambos os grupos apresentaram melhorias nos parâmetros de CAL, HKT, TKT, HGR e WGR, mas não houve diferença intergrupos. Os autores concluíram que os fumadores têm resultados menos favoráveis ao recobrimento radicular em comparação com os não fumadores, no entanto, podem ter percentagens mais elevadas de recobrimento radicular com a utilização de microcirurgia periodontal.

22. Janak Anil Kapadia, Surekha Y Bhedasgoankar, Saurabh Dilip Bhandari (2014)[40] relataram um caso de técnicas de enxerto gengival livre para cobrir a rescisão gengival efectuada ao microscópio cirúrgico. Uma mulher de 18 anos de idade tinha uma gengiva aderente inadequada na face vestibular do incisivo central inferior direito e esquerdo com uma recessão de 5 mm e 2 mm, respetivamente. O local foi tratado com enxerto gengival autógeno livre para obter cobertura radicular para ambos os incisivos centrais inferiores e também para aumentar a largura da gengiva aderida. 1 semana após o procedimento cirúrgico, o paciente relatou não ter tido problemas de maior; a cicatrização das feridas nos locais enxertados e no local doador foi avaliada semanalmente durante as primeiras 2 semanas. Na avaliação de 12 semanas, houve um ganho de gengiva aderida ao redor da região anterior inferior direita. Os autores concluíram que a microcirurgia pode ser empregue para adicionar tecido gengival onde este está ausente ou para remover tecido gengival onde este é excessivo.

23. Ranjana mohan, janardhana amaranath b, karthik krishna m, rohit jain (2014)[41] avaliaram a abordagem microcirúrgica para a gestão de recessão gengival múltipla através da técnica de túnel- bolsa com combinação de enxerto de tecido conjuntivo subepitelial num doente do sexo masculino de 29 anos de idade com recessão gengival generalizada de classe I de millers. Foi efectuada uma técnica de bolsa e túnel combinada com um enxerto de tecido conjuntivo subepitelial epitelizado em relação aos incisivos superiores esquerdos e ao canino, numa base experimental. Todo o procedimento foi efectuado com uma ampliação de 7,5x, utilizando lupas telescópicas com prisma. Na observação durante a consulta de retorno após 10 dias, o local da cirurgia revelou uma cobertura radicular completa em relação aos incisivos e caninos. O paciente foi seguido durante um período de 6 meses, durante o qual se observou uma quantidade insignificante de recessão. Com base na observação pós-operatória a longo prazo deste caso, os autores concluíram que o pouch-tunnel com uma combinação de enxerto de tecido conjuntivo epitelizado-sub-epitelial é uma técnica eficaz.

24. Joy B. Osborn (2014)[42] comparou o nível de deteção de cálculo subgengival utilizando um endoscópio periodontal com o de um explorador tátil convencional em indivíduos com periodontite. Uma amostra de conveniência de 26 indivíduos com periodontite moderada em pelo menos 2 quadrantes foi recrutada na Faculdade de Medicina Dentária da Universidade do Minnesota para ser submetida a uma destartarização e alisamento radicular dos quadrantes. Um quadrante de cada indivíduo foi aleatorizado para deteção tátil de cálculos isoladamente e o outro quadrante para deteção tátil mais o Perioscope ™ (Perioscopy Inc., Oakland, Cali). Um índice de cálculo em uma pontuação de 0 a 3 foi realizado na linha de base e em 2 visitas pós-escalonamento e aplainamento radicular. Os locais onde foi detectado cálculo na visita 1 foram tratados novamente. Foram utilizados testes T para determinar as diferenças dentro do sujeito entre o Perioscope™ e as medidas tácteis, e as alterações nas medidas entre as visitas. Nos resultados Foi detectado significativamente mais cálculo utilizando o Perioscope™ vs. explorador tátil para todas as 3 visitas do sujeito ($p<0,005$). As alterações médias (redução) na deteção de cálculos desde a linha de base até à visita 1 foram estatisticamente significativas tanto para o Perioscope™ como para os quadrantes tácteis ($p<0,001$). No entanto, as reduções adicionais na deteção de cálculos da visita 1 para a visita 2 apenas foram significativas para o quadrante Perioscope™ ($p<0,025$), indicando que esta metodologia foi capaz de detetar cálculos com maior precisão nesta visita. Concluiu-se que a adição de um componente visual à deteção de cálculos através do Perioscope™ foi mais útil na fase de reavaliação da terapia periodontal.

25. Meloshini Naicker PhD, Luan H. Ngo PhD, Adam J. Rosenberg MS, Ivan B. Darby (2015)[43] determinaram se o desbridamento periodontal utilizando a visualização endoscópica era mais eficaz na melhoria dos parâmetros clínicos e radiográficos em comparação com o desbridamento da superfície radicular (RSD). Trinta e oito indivíduos foram randomizados em grupos RSD com perioscópio (n=19) ou apenas RSD (n=19). Uma avaliação da boca completa incluiu profundidades de bolsa à sondagem (PPD), níveis de inserção clínica (CAL), hemorragia à sondagem (BOP) e índices de placa (PI) registados no início, três e doze meses e comparados entre grupos. Foram tiradas radiografias nos locais com bolsas mais profundas no início e aos 12 meses e comparadas as alterações nos níveis ósseos radiográficos (RBL). Os autores concluíram que ambos os grupos registaram melhorias significativas nos resultados clínicos. O grupo de teste (T) teve uma percentagem significativamente mais baixa de PPDs 7-9 mm aos três (0,72+1,2%) e doze meses (0,5+1,0%) em comparação com o grupo de controlo (C) (2,25+2,9%; 1,84+2,3%). Aos doze meses, o grupo de teste registou uma média significativamente mais baixa de PPD (T: 2,70+0,2 mm; C: 2,98+0,4 mm), BOP% (T: 4,3+3,2%; C: 11,95+7,1%), PI% (T: 25,61+3,9%; C: 30,11+6,3%) e menos alterações na recessão gengival (T: -0,13+0,2 mm; C: -0,50+0,6 mm) ($p<0,05$). Foi observado um maior ganho ósseo radiográfico no grupo de teste (0,69+0,3 mm) em comparação com o grupo de controlo (0,49+0,2 mm). Os autores concluíram que o uso adjuvante do perioscópio proporcionou um ligeiro benefício nos resultados da terapia não cirúrgica, particularmente em profundidades de sondagem mais profundas.

26. Meena Priya Bagavathy Perumal, et al (2015)[44] compararam os resultados clínicos da microcirurgia com o desbridamento convencional de retalho aberto em pacientes com periodontite crónica. Treze pacientes com periodontite crónica foram distribuídos aleatoriamente para desbridamento de retalho aberto de teste (microcirúrgico) e de controlo (convencional) num desenho de boca dividida. No início, 3, 6 e 9 meses, foram registados os seguintes parâmetros clínicos: profundidade da bolsa de sondagem, nível de inserção relativo, recessão gengival, índice de sangramento gengival. Foi avaliada a cicatrização pós-operatória ao fim de 1 semana através do índice de cicatrização precoce e da escala de dor durante 7 dias. Os resultados mostraram que o teste t-pareado foi utilizado para comparar as médias dentro dos grupos e o teste t-não-pareado foi aplicado para comparar as médias dos dois grupos. Aos 3, 6 e 9 meses de pós-operatório, verificou-se uma redução significativa do índice de hemorragia gengival, da profundidade da bolsa de sondagem e do nível de fixação relativa em ambos os grupos e não se registou qualquer diferença significativa entre os dois grupos. O nível da margem gengival e a recessão gengival aumentaram em ambos os grupos, mas não foi estatisticamente significativo. O índice de cicatrização precoce de 1 foi encontrado em 85% dos locais de teste e 28% dos locais de controlo. A escala média de dor foi de 0 no local de teste e 1,07 0,75 no local de controlo. Portanto, os autores concluíram que, no procedimento de desbridamento de retalho aberto, uma abordagem microcirúrgica pode melhorar substancialmente o índice de cicatrização precoce e induzir menos dor pós-operatória em comparação com a aplicação de uma abordagem macroscópica convencional.

27. Uditi Jindal, Nymphea Pandit, Deepika Bali, Rajvir Malik e Shalini Gugnani (2015)[45] compararam os resultados da cobertura da recessão quando efectuada macrocirurgicamente e microcirurgicamente. Trinta recessões Classe I e II de Miller foram tratadas utilizando o enxerto de tecido conjuntivo subepitelial do palato. Em 15 locais, o enxerto foi colocado no local recetor a olho nu (Grupo A) e noutros 15 locais o enxerto foi colocado utilizando um microscópio cirúrgico (Grupo B). A avaliação clínica foi efectuada na linha de base, 12 semanas e 24 semanas de pós-operatório, utilizando o índice de placa, o índice gengival, a recessão vertical (RV), a profundidade de sondagem, o nível de fixação clínica (NIC), a largura da gengiva fixada, a altura e a largura da papila (PH), o índice de desalinhamento (IM) e a aparência estética. O resultado mostrou que ambas as técnicas demonstraram uma cobertura radicular média previsível (Grupo A 61,78% e Grupo B 67,58%) aos 6 meses após a cirurgia. O ganho de CAL foi ligeiramente melhor nos pacientes do Grupo B quando comparado com os pacientes do Grupo A. Foi observada uma correlação positiva moderada para o Grupo A e uma correlação ligeira no Grupo B entre o IM e a RV. Os autores concluíram que a utilização do microscópio melhora os resultados , mas a obtenção de uma perícia na sua utilização requer muita prática.

A cicatrização periodontal por ambas as técnicas deve ser avaliada histologicamente.

28. Santhanakrishnan Muthukumar, Suresh Rangarao (2015)[46] discutiram duas abordagens cirúrgicas diferentes no tratamento de três casos com perda papilar: no primeiro caso, a reconstrução da papila foi conseguida utilizando uma técnica de papila reposicionada coronalmente semilunar e, no segundo caso, a técnica de papila reposicionada coronalmente. No segundo e terceiro casos, a reconstrução da papila foi efectuada através de uma modificação da técnica microcirúrgica de Nodland. No primeiro caso, foi utilizado o movimento dentário ortodôntico para fechar o espaço e criar um contacto entre os dois dentes. Em todos os três casos, foi utilizada uma sutura suspensória descrita por Nodland, que começa por perfurar a base da papila facial, prossegue através do enxerto de tecido conjuntivo e sai através da base da papila palatina, e foi utilizado material de ligação composto nos contactos interproximais dos dentes adjacentes, o que ajudou a evitar que esta sutura suspensória deslizasse através do contacto interproximal. A sutura suspensória foi ancorada através de um laço à volta do ponto de contacto ligado, o que ajudou a evitar que os tecidos se retraíssem para a sua posição original. Em todos os três casos, foi utilizado um enxerto de tecido conjuntivo livre para reconstruir o volume perdido da papila interdentária. A reconstrução completa da papila perdida foi conseguida em todos os três casos, 6 meses após a cirurgia.

29. Prasanth Thankkappan, Subrata Roy, Vivek Bapurao Mandlik (2016)[47] compararam 2 tipos diferentes de procedimentos de recobrimento radicular utilizando um procedimento microcirúrgico periodontal. Foram selecionados 40 pacientes e divididos em Grupo A e Grupo B. Os indivíduos do Grupo A foram tratados com enxerto de tecido conjuntivo subepitelial (CTG), enquanto os indivíduos do Grupo B foram tratados com uma membrana de colagénio reabsorvível. Os procedimentos foram efectuados com a ajuda de um microscópio operatório com uma lente objetiva de 250 mm e uma ampliação de *6. Foi efectuada uma comparação entre os grupos entre todos os parâmetros, na linha de base, 1, 3 e 12 meses. O resultado mostrou que a cobertura radicular foi melhor nos indivíduos do Grupo A em todos os momentos. Aos 12 meses, o Grupo A apresentou 81,42% de cobertura, enquanto no Grupo B foi de 70,08%. Da mesma forma, o aumento da largura da gengiva queratinizada e da gengiva aderida foi maior no Grupo A. Os autores concluíram que o uso de instrumentos microcirúrgicos ajudou a proporcionar uma incisão precisa, melhor acuidade visual e melhor iluminação, o que facilitou a obtenção de um melhor resultado final. A cobertura da raiz foi melhor nos pacientes que usaram CTG.

30. Maria L. Geisinger et al (2017)[48] determinaram se o uso do endoscópio periodontal com raspagem e alisamento radicular (SRP) resultou numa diminuição do cálculo residual em comparação com o SRP sozinho. Quinze indivíduos com 50 pares de dentes participaram neste estudo. Cada dente por par foi aleatorizado para receber SRP com ou sem o endoscópio. Os dentes foram extraídos e foi utilizado um estereomicroscópio e uma análise de imagem digital para determinar a percentagem de cálculo residual presente de uma forma mascarada. Nos resultados, havia mais 2,14% ($P < 0,001$) de cálculo residual nos locais de controlo do que nos locais de teste. Nas superfícies vestibular/lingual e interproximal, as diferenças médias no cálculo residual foram de 1,30% ($P < 0,001$), respetivamente. O tempo de tratamento do teste diminuiu significativamente com o aumento da experiência do operador. Não houve diferenças estatisticamente significativas entre o cálculo residual para os dentes de teste e de controlo em profundidades de sondagem mais rasas; no entanto, em profundidades de sondagem mais profundas, a utilização do endoscópio resultou numa redução significativa do cálculo residual. A utilização do endoscópio periodontal resultou numa melhoria global estatisticamente significativa na remoção do cálculo durante o SRP, que foi mais evidente em profundidades de sondagem mais profundas.

31. Archana Kumar, Vivek Kumar Bains, Rajesh Jhingran, Ruchi Srivastava, Rohit Madan e Iram Rizvi (2017)[49] avaliaram a fibrina autóloga rica em plaquetas (PRF) e o enxerto de tecido conjuntivo autógeno (CTG) em defeitos de recessão gengival em conjunto com o retalho coronalmente avançado (CAF) utilizando uma técnica microcirúrgica. Quarenta e cinco defeitos de recessão de Classe I e II foram divididos aleatoriamente em três grupos: Grupo I: locais tratados com CAF com PRF, Grupo II: locais tratados com CAF com CTG e Grupo III: locais tratados apenas com CAF utilizando uma abordagem microcirúrgica. Os parâmetros registados foram a recessão gengival vertical (RGV) e a recessão gengival horizontal (RGH), % de cobertura radicular completa (CRC), pontuação de conforto do paciente (PCS), pontuação estética do paciente (PES) e pontuação de hipersensibilidade (HS) aos 10 dias, 3 meses e 6 meses. A cirurgia CAF isolada e em combinação com PRF ou CTG são procedimentos eficazes para cobrir raízes desnudadas com o VGR médio de 1,26+0,70mm (74,4%), 1,26+0,59mm (58%), e 1,06+0,79mm (53,3%) para os grupos I, II e III, respetivamente. Em termos de CRC alcançada aos 6 meses, os resultados mostraram que foi obtida uma CRC de 100% em 60% dos locais do Grupo I, 20% dos locais do Grupo II e 27% dos locais do Grupo III. A resposta dos doentes e a aceitação da modalidade de tratamento cirúrgico em termos de PCS e PES foram mais elevadas no Grupo I (PRF e CAF), seguidas do Grupo III e do Grupo II, e registou-se uma diminuição da HS no Grupo I (PRF e CAF), enquanto não foram observadas alterações significativas na HS no Grupo II e no Grupo III. Ao final de 6 meses de acompanhamento, houve um aumento significativo nas medidas de espessura gengival usando sondagem transgengival no Grupo II, enquanto alterações não significativas foram observadas no Grupo I e no Grupo III. Assim, os autores concluíram que pode ser necessário um estudo clínico multicêntrico, randomizado e controlado a longo prazo para avaliar o resultado clínico do PRF autólogo em comparação com o CTG e o CAF isoladamente.

32. Onur Ucak, Mustafa Ozcan, Gulsah Seydaoglu, M Cenk Haytac (2017)[50] avaliaram a técnica do retalho coronalmente avançado movido lateralmente (LMCAF), na qual foi utilizada uma visão ampliada em conjunto com instrumentos microcirúrgicos (LMCAF-M), e compararam os resultados com a técnica LMCAF convencional (LMCAF-C) em defeitos isolados do tipo recessão Classe III de Miller. Um total de 50 pacientes com recessões localizadas em incisivos e caninos foram tratados com LMCAF-M ou LMCAF-C. Os parâmetros de resultado (cobertura radicular completa [CRC] e cobertura radicular média [MRC]) foram avaliados 6 meses após a cirurgia. Dos 25 defeitos em cada grupo, 13 no grupo LMCAF-M (92,0%) e 17 no grupo LMCAF-C (68,0%) apresentaram CRC ($p < .007$). Os escores do MRC foram de 90,48% para o grupo LMCAF-C e 97,64% para o grupo LMCAF-M ($p > 0,04$). A satisfação do paciente com a estética e a morbidade pós-operatória foram melhores no grupo de LMCAF-M. Os autores concluíram que a realização de LMCAF com instrumentos microcirúrgicos oferece vantagens definitivas em termos de CRC e MRC, diminuição da morbilidade pós-operatória e maior aceitação por parte dos pacientes.

33. Rong Mingdeng et al (2018)[51] avaliaram o efeito clínico da cirurgia microscópica periodontal no aumento da gengiva aderente e determinaram o princípio clínico de como utilizar a cirurgia minimamente invasiva para melhorar a taxa de sucesso da cirurgia. Foram selecionados vinte pacientes com gengiva insuficientemente aderida à volta dos implantes. A cirurgia microscópica periodontal para enxerto gengival livre foi efectuada para aumentar a largura da gengiva aderente à volta dos implantes. O estado de sobrevivência da gengiva livre foi observado após a cirurgia, e a largura da gengiva aderida à volta dos implantes foi registada antes e depois da cirurgia e 1 ano após a cirurgia. A taxa de contração do retalho gengival livre 1 ano após a cirurgia foi analisada para avaliar a estabilidade do retalho. Os resultados mostraram que todos os retalhos dos 20 casos sobreviveram. Um ano após a operação, a largura da gengiva aderida era de (3,05±0,44) mm, que aumentou em comparação com a do pré-operatório (2,56±0,31) mm e diminuiu em comparação com a do pós-operatório (2,13±0,28) mm. A taxa de retração da gengiva aderida foi de 41,22%±5,04%. Por conseguinte, os autores concluíram que a aplicação da cirurgia microscópica na cirurgia de aumento da gengiva aderente pode aumentar a taxa de sucesso e melhorar a qualidade e a quantidade da gengiva aderente à volta dos implantes.

34. Luca Francetti, Silvio Taschieri, Nicolo' Cavalli, e Stefano Corbella (2018)[52] descreveram o retratamento de recessão gengival única em área estética, na presença de formação de cicatriz e consequente comprometimento da aparência estética. Um paciente jovem com uma única recessão de 4 mm de 2,1 foi tratado com retalho avançado coronalmente e enxerto de tecido conjuntivo subepitelial, através de uma abordagem microcirúrgica que visou a remoção do tecido fibroso cicatrizado. A intervenção foi efectuada utilizando um microscópio cirúrgico como dispositivo de ampliação. Quinze anos após o tratamento cirúrgico, foi possível observar uma resolução estável e substancial da recessão gengival. Para além disso, foi possível observar uma melhoria adicional do aspeto estético. Por conseguinte, este caso clínico sugere que a microcirurgia periodontal pode ser uma abordagem eficaz para o tratamento de recessões gengivais e, numa avaliação a longo prazo, para reduzir o problema estético devido à presença de formação de cicatrizes. São necessários mais estudos com um tamanho de amostra maior para avaliar melhor a sua eficácia.

35. R. Fazeli, O. Gurlek, A. Akcali, N. Nizam (2018)[53] avaliaram os resultados clínicos do retalho duplo de papila e do enxerto de tecido conjuntivo na cobertura da recessão gengival usando microcirurgia. Um total de 14 pacientes, com idade média de 24,25 + 7,4 (8 mulheres, 6 homens) com 14 defeitos foram incluídos. O enxerto de tecido conjuntivo foi colhido do palato e suturado à área recetora, sendo depois completamente coberto com um retalho duplo de papila. O índice de placa (IP), o índice gengival (IG), a profundidade da bolsa de sondagem e os níveis de fixação clínica foram avaliados antes do tratamento (baseline) e ao 6º mês, a profundidade de recessão foi medida no baseline, no 1º, 3º e 6º mês, e a largura do tecido queratinizado foi avaliada no baseline, 3º e 6º mês. A profundidade de recessão no início e no 6º mês foi de 3,68 + 0,88 mm e 0,35 + 0,58 mm, respetivamente, com uma percentagem de cobertura radicular de 90,72% + 8,79. Durante o período de avaliação, foi observado um recobrimento parcial em 6 pacientes e um recobrimento total em 8 pacientes. Os níveis de inserção clínica no início e no 6º mês foram de 5,16 + 0,77 mm e 1,76 + 0,46 mm, respetivamente, e a largura do tecido queratinizado foi de 0,55 + 0,46 mm e 3,04 + 0,79 mm no mesmo período de avaliação. Os autores concluíram que o retalho duplo de papila e o enxerto de tecido conjuntivo com recurso a microcirurgia são eficazes no tratamento de recessões gengivais e que o nível de fixação recém-formado manteve a estabilidade a curto prazo.

36. Chandni Patel, Rupal Mehta, Surabhi Joshi, Tanvi Hirani e Chintan Joshi (2018)[54] descobriram se a utilização de um microscópio operatório no tratamento cirúrgico de defeitos de recessão gengival de Classe I e Classe II de Miller poderia melhorar o resultado em termos de cobertura radicular e aparência final do tecido em comparação com os realizados pela técnica convencional. dez pacientes com a presença de recessão gengival isolada bilateral classificada como defeito de recessão de Classe I ou Classe II de Miller foram incluídos neste estudo. Foi utilizado o desenho de boca dividida, em que o retalho avançado coronalmente com a colocação de fibrina rica em plaquetas foi realizado em defeitos nos grupos de teste (microcirúrgico) e de controlo (convencional). Foram registados vários parâmetros clínicos no início e depois no pós-operatório, com intervalos de 3 e 6 meses. As pontuações da escala visual analógica mostraram uma diferença estatisticamente significativa entre as pontuações, enquanto todos os outros parâmetros não apresentaram diferenças estatisticamente significativas na comparação intergrupos após 3 e 6 meses.

Os autores concluíram que, embora o microscópio tenha permitido um procedimento menos traumático e minimamente invasivo, ambos os grupos apresentaram uma melhoria convincente dos parâmetros clínicos.

37. L.O. Dantas, D.M. Rego, E.M. Dantas, B.C. Gurgel, A.D.L.L. Costa, M.T. Leal, D.N. Tatakis (2018)[55] apresentaram dois casos de granuloma piogénico em que a remoção cirúrgica foi realizada por via microcirúrgica, utilizando um microscópio cirúrgico (Zeiss OPMI_PROergo operative microscope). Duas pacientes do sexo feminino com lesões gengivais clinicamente diagnosticadas como granuloma piogénico foram submetidas a biópsia excisional microcirúrgica. a utilização do microscópio para ampliação da lesão resultou numa dissecção e manuseamento adequados da lesão e numa melhor coaptação dos bordos da ferida cirúrgica; estes atributos resultaram numa excelente cicatrização da ferida pós-operatória. Os autores concluem que a utilização do microscópio para a realização da biópsia excisional de lesões gengivais representa um refinamento da técnica e um benefício adicional para o paciente, devido à menor morbidade, maior conforto pós-operatório e melhor qualidade tecidual a longo prazo. O refinamento da técnica para o cirurgião gera melhor acuidade visual e excelência no padrão cirúrgico. A biópsia excisional microcirúrgica representa uma atualização dos padrões cirúrgicos.

38. Rosalem, B. Rescala, F. Vidal Rio De janeiro/Brasil (2018)[56] demonstrou os benefícios da visão de ampliação na cirurgia periodontal. Faz uma revisão dos benefícios e potenciais aplicações da magnificação e da microcirurgia na especialidade de periodontia e um relato de caso sobre abordagem microcirúrgica para cirurgia de enxerto de tecido conjuntivo no tratamento de recessão gengival, modificando o biótipo periodontal. Durante o exame periodontal de uma paciente do sexo feminino, 39 anos de idade, foi constatada a presença de gengiva inadequadamente aderida na face vestibular do primeiro pré-molar inferior direito, com recessão de 5 mm. O defeito de recessão foi classificado como Classe II de Miller. O local foi tratado com enxerto de tecido conjuntivo autógeno para obter cobertura radicular e também para aumentar a largura da gengiva aderida. Na avaliação de 12 semanas, o local da recessão vestibular apresentava 90% de cobertura com aumento da largura da gengiva queratinizada. Essa técnica resultou em sucesso no recobrimento radicular e no ganho de tecido queratinizado, melhorando o padrão estético gengival e o biótipo periodontal, garantindo estabilidade a longo prazo.

39. Shreya Shetty e Bebika Thoudam (2018)[57] avaliaram e compararam os resultados do tratamento periodontal em pacientes com periodontite crónica utilizando a abordagem de desbridamento com retalho aberto por métodos microcirúrgicos e cirúrgicos convencionais e também avaliaram e compararam os resultados de cicatrização em ambas as abordagens utilizando histopatologia e imunohistoquímica, bem como as alterações da superfície radicular e a presença de cálculo residual nos dentes tratados por ambos os métodos utilizando microscopia eletrónica de varrimento (MEV). No desenho do estudo in vitro, foram selecionados 5 pacientes nos quais a extração foi indicada em dentes de dois ou mais quadrantes devido a uma forma grave de periodontite. Uma semana após a cirurgia, os dentes em questão foram extraídos com uma margem de tecido de granulação mole cicatrizado à volta para avaliar o conteúdo do tecido mole cicatrizado utilizando histopatologia e imunohistoquímica e a presença de cálculo residual e perda de substância dentária utilizando microscopia eletrónica de varrimento (SEM). Os resultados mostraram que o cálculo residual foi observado em ambos os grupos. A coloração H&E mostrou mais hemorragia no grupo de controlo do que no grupo de teste. A imunohistoquímica revelou uma intensidade de coloração da ação do músculo liso maior no grupo de teste do que no grupo de controlo. O exame de coloração H&E revelou mais áreas de hemorragia nos grupos tratados convencionalmente do que nos grupos microcirúrgicos, mas a qualidade e a quantidade de fibroblastos não puderam ser avaliadas em todas as secções em ambos os grupos. Por outro lado, o exame imuno-histoquímico revelou que a intensidade da coloração do músculo liso ao redor do endotélio era mais proeminente no grupo microcirúrgico do que no grupo convencional, o que indica uma melhor cicatrização com o uso da microcirurgia em comparação com a cirurgia convencional. O exame SEM revelou cálculo residual em ambas as amostras de dentes tratados microcirurgicamente e tratados convencionalmente; mas a perda de substância dentária foi mais óbvia nas amostras tratadas convencionalmente em comparação com as amostras tratadas microcirurgicamente.

40. Hend Mahmoud Abou El Nasr (2018)[58] descreveu a remoção de diferentes tipos de parafusos de pilar de implante partidos utilizando o armamentário endodôntico com a ajuda de um microscópio cirúrgico. Paciente do sexo masculino, 68 anos, com um parafuso de pilar anquilosado partido no interior de um corpo de 42 implantes. A ponta ultra-sónica (start X #3) foi usada na peça de mão Satelec para passar contra o parafuso no sentido anti-horário sob o microscópio cirúrgico (SOM) (OPMI pico-Zeiss) para soltar a parte fracturada. O autor concluiu que a utilização do SOM é um complemento valioso quando se considera a recuperação de parafusos partidos em implantes dentários.

41. Rathi M, Jha AK, Singh S, Prakash P. (2018)[59] avaliaram a utilização da modificação de Zucchelli do CAF com PRF sob o microscópio periodontal para tratar a recessão tecidular marginal múltipla (RMT). Um homem de 42 anos, não fumador, apresentou-se neste centro com queixas de recessão gengival e sensibilidade na região dos dentes anteriores superiores esquerdos. Foi observada RMT múltipla (Classe I de Miller) no incisivo lateral esquerdo maxilar, no canino e no primeiro pré-molar. O procedimento de recobrimento radicular foi efectuado utilizando a modificação de Zucchelli do CAF com membrana PRF sob microscópio periodontal. Os resultados pós-operatórios de seis meses revelaram uma cobertura radicular de 100% com redução da hipersensibilidade e maior satisfação do paciente. Com a introdução de técnicas minimamente invasivas na medicina dentária, a microcirurgia periodontal conduziu a excelentes resultados pós-operatórios em termos de perceção do paciente e de resultados clínicos. Este relato de caso demonstra a eficácia da microcirurgia periodontal que utiliza as microincisões e melhora a visibilidade do campo operatório. Isto reduz o desconforto pós-operatório e melhora o resultado clínico do procedimento. A utilização da membrana PRF constitui uma alternativa nos casos em que a SCTG não é viável.

42. Singh H e Mandlik VB (2018)[60] avaliaram a Reconstrução Cirúrgica da Papila Interdentária utilizando Enxerto de Tecido Conjuntivo Subepitelial por Técnica Microcirúrgica. O microscópio cirúrgico foi usado com ampliação de 6X neste estudo para melhorar a acuidade visual no espaço interdental estreito. Foram selecionados 13 casos com 20 locais na região anterior do maxilar para reconstrução cirúrgica. Foi realizada uma tunelização sob as papilas deficientes e o enxerto de tecido conjuntivo foi utilizado para preencher o espaço criado. Os resultados mostraram que, entre 20 sítios, 5 sítios apresentaram preenchimento papilar completo, enquanto 3 sítios apresentaram deficiência de 1 mm. O ganho vertical médio alcançado foi de 1,63 mm, o que foi estatisticamente significativo com um valor de $P < 0,01$.

Um resultado cirúrgico adverso significativo foi a formação de diastema dentro de 4 semanas de pós-operatório. Os autores concluíram que a microcirurgia aumenta a habilidade do cirurgião em lidar com tecidos papilares delicados e, portanto, mais previsíveis. A imobilização dos dentes antes da reconstrução papilar pode ser considerada para evitar a formação de diastemas.

43. Dinesh Yadav, Sangeeta Singh e Subrata Roy (2019)[61] discutiram o papel da membrana de pericárdio e da microcirurgia periodontal no tratamento de múltiplas MTR na área estética dos dentes superiores usando a modificação CAF de Zucchelli. Um paciente do sexo masculino, de 28 anos de idade, apresentou-se com queixa de sensibilidade ao frio na região dos dentes da frente do maxilar superior durante 1 ano. O exame intra-oral revelou MTR classe I de Miller em relação aos dentes 22, 23 e 24. Após a fase I da terapia, o paciente foi reavaliado com 1 mês e foi planejada a cirurgia de recobrimento radicular para tratamento da MTR. A técnica utilizada foi uma abordagem microcirúrgica utilizando CAF modificado (Zucchelli) com membrana de pericárdio. O paciente foi tratado com uma técnica cirúrgica minimamente invasiva com o auxílio de um microscópio cirúrgico sob *8 e instrumentos microcirúrgicos. A membrana de pericárdio integrou-se bem nos tecidos conjuntivos do hospedeiro e proporcionou uma boa cobertura radicular. Os autores concluíram que a modificação da técnica CAF de Zucchelli, utilizando os princípios da microcirurgia e a membrana de pericárdio, permite obter resultados previsíveis em múltiplas áreas de recessão com uma única cirurgia.

44. Sumit Kumar Agarwal, Rajesh Jhingran, et al (2019)[62] avaliaram a eficácia do procedimento de retalho coronalmente avançado (CAF) sob abordagem microcirúrgica para o tratamento de defeitos de recessão gengival de Classe I e II de Miller com o uso de fibrina rica em plaquetas (PRF) ou membrana de âmnio (AM) em comparação com CAF sozinho. Um total de 45 locais com defeitos de recessão gengival de Classe I ou II de Miller foram distribuídos aleatoriamente para: Grupo experimental I (CAF com PRF): os locais foram tratados com a abordagem microcirúrgica utilizando CAF juntamente com PRF; Grupo experimental II (CAF com AM): os locais foram tratados com a abordagem microcirúrgica utilizando CAF juntamente com AM; Grupo de controlo III (CAF sozinho): os locais foram tratados com a abordagem microcirúrgica utilizando CAF sozinho. A recessão gengival vertical (RGV), a recessão gengival horizontal (RGH), a espessura gengival (EG) (utilizando sondagem transgengival [TGP] e ultrassonografia [USG]) e a resposta e aceitação dos pacientes foram documentadas no início, 3 meses e 6 meses após as intervenções cirúrgicas. Os resultados mostraram que o CAF, por si só e em combinação com PRF ou AM, foram técnicas eficazes para o recobrimento radicular. A resposta e aceitação dos pacientes à modalidade de tratamento cirúrgico em termos de pontuação estética e diminuição da pontuação de hipersensibilidade foi mais elevada no Grupo I (FAC com PRF), enquanto a pontuação de conforto do paciente foi mais elevada no Grupo II (FAC com AM). No acompanhamento de 6 meses, foi observado um aumento significativo nas medidas GT (usando TGP e USG) no Grupo I (CAF com PRF), enquanto um aumento não significativo no Grupo II (CAF com AM) e nenhuma alteração ou diminuição no Grupo III (CAF sozinho) em comparação com a linha de base. Os autores concluíram que a técnica microcirúrgica resulta num melhor resultado pós-operatório, no entanto, a formação e o espaço adicional na instalação clínica para o microscópio cirúrgico podem impedir a sua utilização na prática de rotina.

45. Mohan Kumar. P, Jaswitha. V, Gautami S P, Ramesh KSV (2019)[63] avaliou a literatura no que diz respeito à eficácia do microscópio periodontal no tratamento de doenças periodontais. Foram incluídos ensaios clínicos controlados, ensaios clínicos aleatórios e estudos longitudinais que avaliaram a eficácia do microscópio cirúrgico com um mínimo de 6 meses de acompanhamento. Estudos in vitro e em animais, estudos efectuados principalmente sob lupas cirúrgicas e séries de casos e relatórios de casos foram excluídos da pesquisa. A pesquisa eletrónica e manual identificou um total de 217 artigos. A seleção final consistiu em 107 artigos, dos quais foram selecionados para avaliação do texto integral. Finalmente, os artigos foram selecionados para uma avaliação pormenorizada para esta revisão sistemática. O microscópio cirúrgico mostrou resultados significativos em todos os estudos, com exceção de um estudo. A utilização do microscópio cirúrgico dá a impressão de ser a melhor opção atualmente, o que ajuda a melhorar a capacidade de diagnóstico e aumenta a qualidade do tratamento, tanto das terapias não cirúrgicas como das cirúrgicas. Deste modo, obtém-se o melhor resultado para os pacientes e também proporciona vantagens ergonómicas para o operador, constituindo um fator importante para a futura adoção da microcirurgia por todas as profissões, incluindo a medicina dentária.

46. **Preethi A, Esther Nalini H, Arun Kumar Prasad P, Renuka Devi, Kokila Priya e Tamilselvi (2020)**[64] efectuaram uma avaliação comparativa dos resultados clínicos e relacionados com o doente da frenectomia convencional e microcirúrgica. Oito doentes (14-50 anos) com ligação frenal aberrante foram selecionados para frenectomia. Os indivíduos foram distribuídos aleatoriamente em dois grupos: Grupo A - Grupo convencional e Grupo B - Grupo microcirúrgico. A abordagem microcirúrgica foi realizada com lupas de ampliação (Gallilean 2,5X46 cm) e instrumentos microcirúrgicos. Os resultados deste estudo foram: o grupo microcirúrgico mostrou uma diferença estatisticamente significativa no primeiro dia de pós-operatório quando comparado com o grupo convencional em termos de escala visual analógica de dor e o grupo microcirúrgico mostrou uma diferença estatisticamente significativa no pós-operatório quando comparado com o grupo convencional em termos de índice de cicatrização precoce.

47. **Jia-Hong Shi, et al (2020)**[65] avaliaram a eficácia do endoscópio periodontal como uma terapia adjuvante para o tratamento periodontal não cirúrgico de pacientes com periodontite generalizada grave e . Os pacientes (n=13) foram divididos em três grupos: pacientes tratados com raspagem subgengival convencional e alisamento radicular (SRP) (n=7, 408 locais) (grupo A), SRP utilizando endoscópio periodontal (n=4, 188 locais) (grupo B) ou SRP com endoscópio periodontal 3 meses após SRP inicial (n=2, 142 locais) (grupo C). Dois subgrupos foram divididos em 2 subgrupos de acordo com a PD na linha de base: 4<PD<6 mm como subgrupo 1 e PD>6 mm como subgrupo 2. Foram registadas a profundidade de sondagem (PD), a perda de inserção (AL), a recessão gengival (GR) e a hemorragia à sondagem (BOP). Os resultados de 3 meses após o tratamento mostraram que todos os valores de PD, AL e GR no grupo A1 eram inferiores aos do grupo B1 (P<0,05), mas não foi encontrada qualquer diferença significativa na BOP entre os dois grupos. A diminuição da DP e da BOP no grupo B2 foi mais evidente do que no grupo A2 (P<0,000 1), e os valores de GR no grupo B2 foram superiores aos do grupo A2 (P<0,000 1). Mas a melhoria da CA não mostrou diferença estatística entre os dois grupos (P=0,296 8). No grupo C1, não foi observada diferença significativa na DP, CA e GR após a terapia assistida por endoscopia, mas foi mais eficaz para a BOP (P<0,000 1). No grupo C2, a melhoria da DP e da CA foi significativamente diferente da melhoria da SRP isolada (P=0,000 5, P=0,000 2) e foi acompanhada por mais GR (P=0,000 5). Os autores concluíram que no tratamento não cirúrgico da periodontite severa e generalizada, o SRP pode alcançar um bom efeito terapêutico em locais com 4< PD<6 mm. Para as localizações com DP>6 mm, a aplicação da endoscopia periodontal pode aumentar o efeito, reduzindo a DP e o GR, o que pode ser um complemento eficaz ao atual tratamento periodontal não cirúrgico.

48. Robin Srivastava, Ranjana Mohan, M. D. Saravana Balaji, V. K. Vijay, S. Srinivasan, M. Navarasu (2021)[66] avaliaram uma avaliação comparativa de técnicas cirúrgicas micro e convencionais para o recobrimento radicular utilizando um retalho posicionado coronalmente (CPF) com Alloderm. Foram selecionados 20 locais com defeitos de recessão gengival de Classe I ou II de Miller; os locais foram divididos aleatoriamente em grupos de controlo e de teste. Os locais de teste foram tratados com CPF e matriz dérmica acelular (ADM) usando Microcirurgia e os locais de controlo foram tratados com CPF e ADM usando o método convencional. O resultado deste estudo foi que os procedimentos convencionais e microcirúrgicos para o recobrimento radicular mostraram uma diferença estatisticamente significativa em todos os parâmetros clínicos desde o início até aos 3 e 6 meses. A técnica microcirúrgica demonstrou uma diferença significativa na espessura ultra-sonográfica da gengiva e no escore de satisfação do paciente. Portanto, os autores concluíram que o procedimento microcirúrgico para o recobrimento radicular foi superior à abordagem macrocirúrgica convencional sob ampliação. Os locais microcirúrgicos cicatrizaram mais rapidamente com neovascularização demonstrada na avaliação ultra-sonográfica, com melhor espessura gengival e escores de satisfação do paciente.

49. Sayantan Karmakar, Deepa Sai Giridhar Kamath, Neetha J. Shetty, Srikanth Natarajan (2021)[67] compararam os resultados clínicos e relacionados com os pacientes da técnica microcirúrgica do túnel modificada (MMTT) e do retalho coronalmente avançado modificado (MCAF) utilizando CTG na cobertura de múltiplas recessões gengivais adjacentes de classe I e II de Miller. Os pacientes com recessão gengival foram selecionados e distribuídos aleatoriamente entre MMTT+CTG ou MCAF+CTG. Os parâmetros clínicos foram avaliados ao fim de 1, 3 e 6 meses. O nível de satisfação do paciente foi avaliado através da medição da pontuação estética do recobrimento radicular, da hipersensibilidade e da morbilidade. A análise estatística foi efectuada utilizando o software comercial SPSS versão 14. As estatísticas descritivas foram expressas como média±desvio-padrão para cada parâmetro. A comparação intragrupo foi feita usando o teste T pareado. A comparação intergrupos foi efectuada utilizando o teste T de Student independente. O nível de significância foi fixado em P = 0,05. Os resultados mostraram que o MMTT+CTG apresentou um melhor resultado clínico e relacionado com o doente, estatisticamente significativo.

Os autores concluíram que o MMTT+CTG, sendo um procedimento fechado, preserva o fornecimento de sangue, ajuda numa cicatrização mais rápida e não compromete a estética. Todos estes factores levam a uma diminuição da morbilidade e a um aumento da satisfação do paciente, o que torna o MMTT uma técnica superior ao procedimento convencional no tratamento da recessão gengival.

50. Christian Graetz et al (2022)[68] efectuaram um estudo piloto randomizado e controlado de boca dividida que avaliou o efeito da terapia periodontal não cirúrgica (NSPT) utilizando endoscopia periodontal (PE) versus NSPT sem nPE na hemorragia à sondagem (BOP) em locais com profundidade de sondagem (PD)>4 mm (resultado primário), PD, nível de inserção clínica (CAL), número de depósitos duros (HDs) e tempo de tratamento por dente (TrT). Dois operadores calibrados realizaram o NSPT em vinte pacientes com periodontite, distribuídos aleatoriamente em dois quadrantes para tratamento com PE ou nPE. BOP, PD, e CAL foram registados na primeira visita para NSPT (T0) e durante a reavaliação (T1: média (SD) 119,7 (24,6) dias após T0). (e) O TrT médio e o número de locais com HDs foram documentados em

T0. Os resultados mostraram que para o BOP, não foram encontradas diferenças significativas ao nível do paciente (10/10 (masculino/feminino); idade 54,3 (10,9) anos) nem dentro nem entre os grupos. Ao nível da superfície dentária, foi observado um menor número de superfícies com BOP ($p = 0,026$) no nPE. CAL e PD melhoraram significativamente durante o NSPT em ambos os grupos ($p < 0,001$), com maior redução de PD ($p < 0,001$) e ganho de CAL ($p < 0,001$) no nPE. Há um TrT significativamente mais longo ($p < 0,001$) e mais superfícies com HDs subgengivais evidentes no PE em T0 ($p = 0,001$). Os autores concluíram que enquanto os HDs subgengivais podem ser visualmente detectados com PE durante o NSPT, nenhum benefício clínico adicional em relação ao BOP, PD, ou CAL foi notável em comparação com a instrumentação periodontal sistemática convencional. Para além disso, a NSPT assistida por PE exigiu um tempo de tratamento mais longo.

CAPÍTULO 3

TERMINOLOGIA

Microcirurgia: [6] É definida como o aperfeiçoamento das técnicas cirúrgicas básicas existentes que são possíveis graças à utilização de um microscópio cirúrgico, com a subsequente melhoria significativa da acuidade visual.

Macroscópica ou macrocirurgia:[4] é definida como os procedimentos cirúrgicos efectuados a olho nu, sem auxílio de ampliação.

Microcirurgia periodontal:[9] é definida como o aperfeiçoamento das técnicas cirúrgicas básicas que é possível graças à melhoria da acuidade visual obtida com a utilização do microscópio cirúrgico.

Refração:[69] A viragem ou curvatura de qualquer onda, como uma onda luminosa ou sonora, quando passa de um meio para outro meio de densidade ótica diferente.

Microscópio:[69] um instrumento utilizado para obter uma imagem ampliada de pequenos objectos e revelar pormenores de estrutura não distinguíveis de outra forma.

Microscópio estereoscópico:[69] um microscópio que produz imagens tridimensionais através da utilização de oculares e objectivas duplas. A imagem tridimensional é criada porque os sistemas ópticos duplos têm trajectórias de luz independentes. Também designado por microscópio de Greenough.

Lente acromática ou acromata:[69] é uma lente concebida para limitar os efeitos da aberração cromática e esférica. As lentes acromáticas são corrigidas para focar dois comprimentos de onda (normalmente vermelho e azul) no mesmo plano.

O separador de feixes:[69] é um dispositivo ótico que divide um feixe de luz em dois. É a parte crucial da maioria dos interferómetros. Na sua forma mais comum, um cubo, é feito de dois prismas de vidro triangulares que são colados na sua base com bálsamo do Canadá.

Lente de menisco:[69] Uma lente com duas faces esfericamente curvas, uma convexa e outra côncava, de modo a ter a forma de uma concha. Uma lente de menisco positivo é mais espessa no meio do que nas extremidades e funciona como uma lente convergente; uma lente de menisco negativo torna-se mais espessa em direção às extremidades e funciona como uma lente divergente.

Prismas Schmidt:[69] são utilizados para inverter e reverter uma imagem para um ângulo de 45°. O desvio de 45° torna os prismas Schmidt úteis em montagens de oculares e sistemas de imagem que requerem uma curva de trajetória.

Prisma de Pechan**:**[69] O prisma de Pechan é um composto de dois prismas separados por um espaço de ar. Inverterá ou inverterá (flip) a imagem consoante a orientação do prisma, mas não ambas ao mesmo tempo.

Distância de trabalho:[69] A distância de trabalho é a distância entre a lente do olho e o objeto em visão.

Alcance de trabalho:[69] O alcance de trabalho (profundidade de campo) é o alcance dentro do qual o objeto permanece focado.

Ângulo de convergência:[69] O ângulo de convergência é o ângulo central que alinha os dois oculares, de modo a que apontem para a mesma distância e o mesmo ângulo.

Campo de visão:[69] O campo de visão é o tamanho linear ou a extensão angular de um objeto

quando visto através do sistema telescópico.
Distância interpupilar:[69] A distância interpupilar depende da posição dos olhos do indivíduo dentro da cabeça e é um ajustamento fundamental que permite a utilização de lupas a longo prazo e de rotina.
Ângulo de visão:[69] O ângulo de visão é definido como a posição angular da ótica que permite um trabalho confortável.
Lupas simples:[71] consistem num único par de lentes de menisco positivas, colocadas lado a lado.
Lupas compostas:[71] utilizam lentes múltiplas com espaços de ar intermédios para ajustar as propriedades ópticas.
Lupas prismáticas:[71] são o tipo de lupa de ampliação opticamente mais avançado, são telescópios de baixa potência.
Telescópio Galileu:[73] Consiste numa lente convergente (plano-convexa ou biconvexa), que serve de objetiva, e numa lente divergente (plano-côncava ou bicôncava), que serve de ocular.
Telescópio Kepleriano:[73] A objetiva forma uma imagem real, de tamanho reduzido e de cabeça para baixo, do objeto observado.

CAPÍTULO 4

DISCUSSÃO

O desenvolvimento contínuo de microscópios operatórios, o aperfeiçoamento de instrumentos cirúrgicos, a produção de materiais de sutura melhorados e laboratórios de formação adequados desempenharam um papel decisivo para o estabelecimento a nível mundial da técnica microcirúrgica em muitas especialidades.

A tríade microcirúrgica é constituída por três elementos[8]:

- Ampliação.
- Iluminação.
- Aptidão cirúrgica refinada

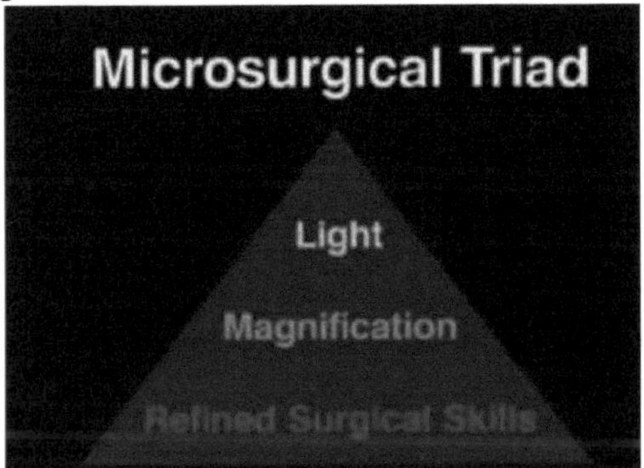

Fig.7 Tríade microcirúrgica

A melhoria destes três elementos é um pré-requisito para uma maior precisão na intervenção microcirúrgica. Sem qualquer um deles, a microcirurgia não é possível.

Ampliação

A visão é um processo complexo que envolve a cooperação de múltiplas ligações entre o olho, a retina, o nervo ótico e o cérebro. Um elemento importante a avaliar na visão humana é a acuidade visual, medida em graus angulares. A utilização de dispositivos de ampliação em medicina dentária tem-se tornado cada vez mais comum, com o objetivo de melhorar a qualidade do tratamento. A ampliação aumenta a acuidade visual e permite um tratamento mais preciso.[69]

A visualização de detalhes finos é melhorada aumentando o tamanho da imagem do objeto. O tamanho da imagem pode ser aumentado de duas formas:

1) Aproximando-se dos objectos.

2) Por ampliação

FACTORES QUE AFECTAM A AMPLIAÇÃO[69]

1) DISTÂNCIA DE TRABALHO: (Fig. 8)

- É a distância medida a partir da localização da lente do olho até ao objeto em visão.
- Dependendo da altura e do comprimento resultante dos braços, a distância de trabalho com os braços ligeiramente dobrados varia normalmente entre 30 e 45 cm. A esta distância, a ergonomia postural é muito melhorada e a tensão ocular é reduzida devido à menor

convergência dos olhos.

- A distância de trabalho correta nunca deve permitir uma extensão excessiva do pescoço, do queixo ou dos ombros.
- Ao usar lupas cirúrgicas, a cabeça é colocada no centro do seu equilíbrio sobre a coluna vertebral e estabilizada.

2) PROFUNDIDADE DO CAMPO/ÂMBITO DE TRABALHO: (Fig. 8)

- É o intervalo dentro do qual se é capaz de manter a precisão visual à distância de trabalho adequada.
- A profundidade de campo da visão normal vai desde a distância de trabalho até ao infinito.
- A visão de cada indivíduo está limitada ao seu próprio campo de trabalho interno, o que significa que uma pessoa pode ser capaz de manter a focagem num objeto num raio de 15 cm, apesar de as lupas terem 23 cm de profundidade de campo.
- Com qualquer marca de lupas, a profundidade de campo diminui à medida que a ampliação aumenta.
- A profundidade de campo adequada permitirá que o clínico evite inclinar-se demasiado e qualquer extensão excessiva durante a prática.

3) ÂNGULO DE CONVERGÊNCIA: (Fig. 9)

- O ângulo de convergência é o ângulo central que alinha as duas lentes oculares, de modo a que apontem para a mesma distância e ângulo.
- Num ângulo definido, a distância de trabalho e o ângulo de convergência variam com a distância interpupilar.
- O ângulo de convergência define a posição dos músculos extra-oculares, o que pode resultar em tensão dos músculos rectos interno e externo, que pode ser uma fonte importante de fadiga.

4) LARGURA DE CAMPO/ CAMPO DE VISTA: (Fig. 10)

- Representa a largura e a altura da área que o médico vê quando utiliza o dispositivo de ampliação.
- Quanto maior for a ampliação, menor será a largura de campo.
- A maioria dos periodontistas considera adequada uma ampliação de 2,5 X.

5) DISTÂNCIA INTERPUPILAR: (Fig. 10)

- A distância interpupilar depende da posição dos olhos de cada indivíduo e é um ajuste fundamental que permite a utilização de rotina das lupas a longo prazo.
- Se o ângulo de visão for ajustado para um círculo completo, as tensões musculares oculares excessivas limitariam a capacidade de utilizar as lupas durante longos períodos.

6) ÂNGULO DE VISUALIZAÇÃO: (Fig. 10)

- A posição angular da ótica permite uma posição de visualização confortável para o operador.
- Para evitar problemas músculo-esqueléticos, as lupas devem ter um maior ângulo de visão.
- A pouca ou nenhuma angulação das lupas, ou seja, as lupas embutidas nos óculos, pode resultar numa inclinação indevida do pescoço ou da cabeça.

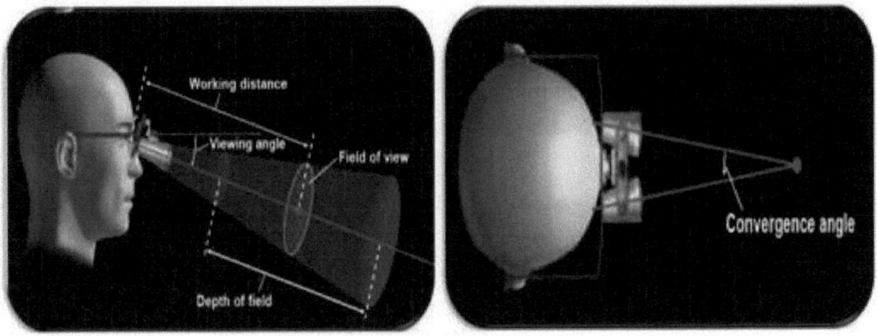

Fig. 8. Distância de trabalho Fig 9. Ângulo de convergência

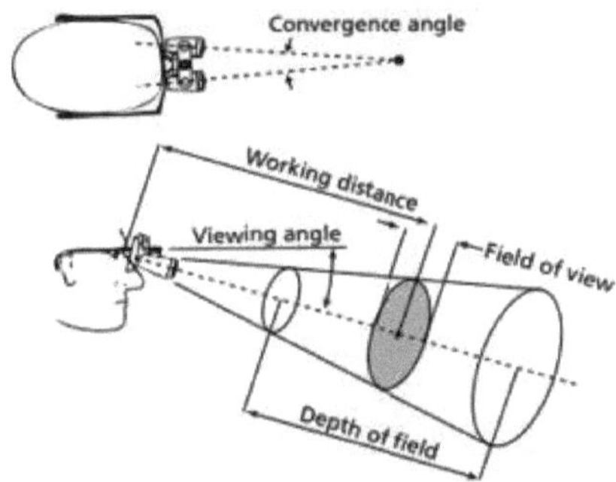

Fig. 10. Principais caraterísticas ópticas

A ampliação total (Mtotal) de um microscópio cirúrgico é determinada pelo conjunto dos quatro componentes ópticos do microscópio, nomeadamente a distância focal da lente objetiva (fOBJ), o valor do zoom (MZOOM), a distância focal do binóculo (fTUBE) e a potência de ampliação das oculares (MEP).[70]

$$M_{total} = f_{TUBE} / f_{OBJ} \times M_{EP} \times M_{ZOOM}.$$

O poder de resolução do olho humano sem ajuda é de apenas 0,2 mm. Um microscópio operatório comum pode aumentar o limite de resolução de 0,2 mm para 0,006 mm (6 microns) ou muito para além do poder de resolução do olho nu. Clinicamente, a maioria dos médicos dentistas efectua rotineiramente procedimentos que requerem uma resolução muito superior ao limite de 0,2 mm da visão humana. Para a periodontia, os factores de ampliação ideais variam entre 5x e 12x.[71]

Existem três tipos básicos de ampliação ótica disponíveis para o dentista:

1) Âmbitos dos procedimentos.
2) Lupas de ampliação.
3) O microscópio cirúrgico.

ESCOLHAS DE PROCEDIMENTOS[72] (Fig. 11)

O âmbito do procedimento oferece benefícios ergonómicos óptimos, facilitando a postura neutra da cabeça e reduzindo a fadiga ocular. Uma câmara oral extra é colocada acima da boca do doente, projectando uma imagem de 1x a 23x num ecrã de vídeo LCD grande e plano. O ecrã é montado ao nível dos olhos, permitindo ao operador mover-se livremente em torno do doente enquanto visualiza o ecrã. A profundidade de campo é de 4 polegadas, pelo que toda a boca pode ser focada ao mesmo tempo. Substitui a luz de exame (ou de procedimento) por uma luz LED com 3 níveis de brilho até 47.000 LUX. Para as pessoas que usam óculos, a mira de procedimento tem vantagens óbvias em relação às unidades que requerem que a prescrição seja esmerilada numa lente. A curva de aprendizagem é de aproximadamente 2 semanas.

LOUPAS

As lupas, o sistema de ampliação mais comum utilizado atualmente em medicina dentária, foram introduzidas na medicina em 1876 por Saemisch, um médico alemão.[8] As lupas de ampliação foram desenvolvidas para resolver o problema da proximidade, da diminuição da profundidade de campo e da fadiga ocular ocasionada pela aproximação do objeto. Todas as lupas utilizam lentes convergentes (ótica de Greenough), para formar uma imagem ampliada com propriedades estereoscópicas. As lupas são essencialmente dois microscópios monoculares, com lentes lado a lado e inclinadas para focar um objeto.[71]

A imagem ampliada que se forma tem propriedades estereoscópicas que são criadas pela utilização de um sistema de lentes convergentes. As lupas utilizam ópticas convergentes.

Classificação

A. As lupas podem ser classificadas como:

1. Lente de ampliação de lente única, por exemplo, de encaixe, de flip-on, óculos de joalheiro.
2. Lupas telescópicas com várias lentes, lupas compostas e lupas com prisma.

B. Pode ainda ser de dois tipos, com base em princípios ópticos diferentes:

1. Princípio de Galileu, lupas compostas.
2. Princípio kepleriano, lupas de prisma.

C. Com base nos sistemas de montagem, as lupas podem ainda ser de 4 tipos;

1. Sistema através da lente de óculos ou TTL, through the lens system (sistema através da lente).
2. Sistema ajustável de montagem em óculos ou lupas rebatíveis.
3. Cabeça montada.
4. Os sistemas combinados utilizam tanto a fita para a cabeça como os óculos.

D. Com base na resolução e na largura do campo:

1. Classe I - lupas de lente única;
2. Classe II - lupas compostas, ou seja, com mais de uma lente e uma potência de ampliação entre 2,0 e 2,9;
3. Classe III - entre 3,0 e 3,9 de aumento de potência; e 4. Classe IV - entre 4,0 e 4,9 de potência de ampliação.

As lupas são classificadas de acordo com as suas diferentes construções ópticas em lupas simples (lupas de lente única), lupas compostas (lupas Galileanas) e lupas prismáticas (lupas Keplerianas)[73].

1. **Lupas simples** (fig. 12*)*: são constituídas por um único par de lentes de menisco positivo, colocadas lado a lado. Cada lente simples tem duas superfícies de refração. Tendem a ser lupas primitivas com capacidades limitadas. A sua ampliação só pode ser aumentada através do aumento do diâmetro e da espessura da lente.[14] A distância de trabalho e as profundidades de campo estão comprometidas e estão altamente sujeitas a aberrações ópticas, pelo que não são recomendadas e são impraticáveis para aplicações dentárias.[73]
2. **Lupas compostas:** (fig. 13) utilizam várias lentes com espaços de ar intermédios para ajustar as propriedades ópticas. Oferecem uma conceção ótica substancialmente melhorada; com um poder de refração adicional, a ampliação, a distância de trabalho e a profundidade de

campo podem ser ajustadas às necessidades clínicas sem um aumento excessivo do tamanho ou do peso. Algumas destas lupas podem ser acromáticas, mas nem todas o são[71]. São também conhecidas como telescópio cirúrgico com uma configuração de sistema galileano (o emparelhamento de elementos de lente convexos e côncavos). O fator de ampliação típico das lupas galileanas é de 2,5*, com um limite superior de 3,2*[73].

3. **Lupas prismáticas:** (fig. 14) são o tipo de ampliação de lupa opticamente mais avançado, são telescópios de baixa potência. Contêm prismas Schmidt ou de teto que prolongam o percurso da luz através de uma série de reflexos de espelho dentro das lupas. As lupas de prisma produzem uma ampliação melhor, um campo de visão maior, profundidades de campo mais amplas e distâncias de trabalho mais longas do que outros tipos de lupas. Estas lupas também são conhecidas como um telescópio cirúrgico com uma configuração de sistema Kepleriano (conceção de telhado de prisma que dobra o percurso da luz).[70] Permitem uma escolha livre do fator de ampliação, normalmente entre 3,5* e 4,5*. A lupa Kepleriana com uma ampliação de 4,3* obteve a melhor acuidade visual à distância de trabalho típica para todos os dentistas.[73]

1) O telescópio de Galileu (fig.15):

- Consiste numa lente convergente (plano-convexa ou biconvexa) que serve de objetiva, e
- Uma lente divergente (plano-côncava ou bicôncava) que serve de ocular.
- A ocular está situada em frente do ponto focal da objetiva, a uma distância do ponto focal igual à distância focal da ocular. Dado que as lentes convergentes são convencionalmente positivas (ou de potência ótica positiva) e as divergentes são negativas (ou de potência ótica negativa), a distância entre a objetiva e a ocular é igual à soma algébrica das suas distâncias focais.
- A ocular negativa intercepta os raios convergentes provenientes da objetiva, tornando-os paralelos e formando assim, para o infinito (uma posição focal), uma imagem virtual, ampliada e erecta.
- A ampliação do sistema é determinada pela relação entre a distância focal da objetiva e a da ocular.
- O telescópio galileano, embora forneça imagens erectas com a ajuda de dispositivos erectores, tem o grave inconveniente de um campo de visão extremamente estreito.

2) Telescópio Kepleriano: (Fig. 16)

Foi inventado por J. Kepler em 1615. O princípio de funcionamento do telescópio Kepleriano é relativamente simples.

- A objetiva forma uma imagem real, de tamanho reduzido e de cabeça para baixo, do objeto observado.
- A ocular - que, consistindo numa lente convergente com uma distância focal curta, é na realidade uma lente de aumento - amplia a imagem formada pela objetiva.
- A imagem observada está, no entanto, invertida, pelo que o telescópio kepleriano deve estar equipado com um dispositivo eretor que, invertendo de novo a imagem, a ergue.
- Mas esta desvantagem é amplamente compensada por um campo de visão muito maior e mais uniformemente iluminado do que o dos telescópios galileanos.

Lupas simples	**Lupas compostas (Sistema**	**Lupas telescópicas de prisma**

	Galileano)	(sistema Kepleriano)
Par único de lentes de menisco lado a lado	Lentes múltiplas	Os prismas Schmidt, ou de teto, prolongam o percurso da luz através de uma série de reflexos de espelho dentro das lupas
A sua ampliação só pode ser aumentada através do aumento do diâmetro e da espessura da lente	A ampliação pode ser aumentada aumentando a distância entre as lentes	Campo de visão mais amplo, maior profundidade de campo, melhor distância de trabalho
Sujeito a aberrações ópticas.	Alguns podem ser acromáticos	Acromático
Impraticável para ampliação para além de 1,5X.	Ineficiente acima de 3^{x}	Ampliação máxima: De $2,5^{x}$ a 10^{x}

Quadro 2. Comparação de lupas

Gama de ampliação das lupas cirúrgicas

As lupas são utilizadas porque são capazes de fornecer uma vasta gama de ampliações (1,5X a 10 X). As lupas que fornecem uma ampliação inferior a 2X são normalmente inadequadas para a acuidade visual necessária para as microcirurgias, enquanto as que fornecem uma ampliação superior a 4,5 X podem muitas vezes ser difíceis de utilizar devido ao tamanho estreito do campo e à profundidade de focagem. Para a maioria dos procedimentos periodontais, as lupas de 4,0X a 5,0 X proporcionam uma combinação eficaz de ampliação, tamanho do campo e profundidade de focagem.[69]

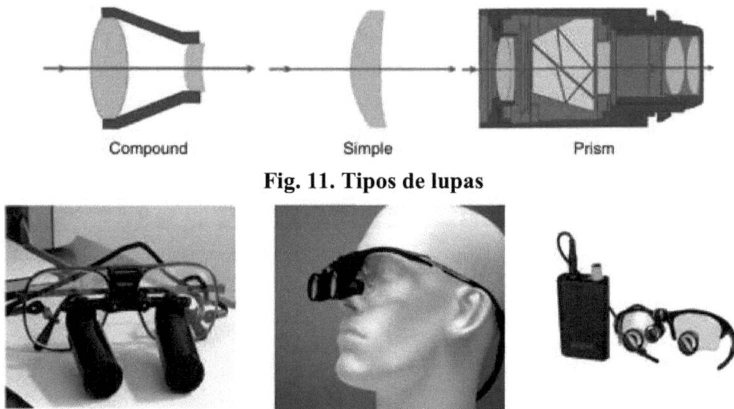

Fig. 11. Tipos de lupas

Fig. 12. Lupas simples Fig 13. Lupas compostas Fig. 14. Lupas prismáticas

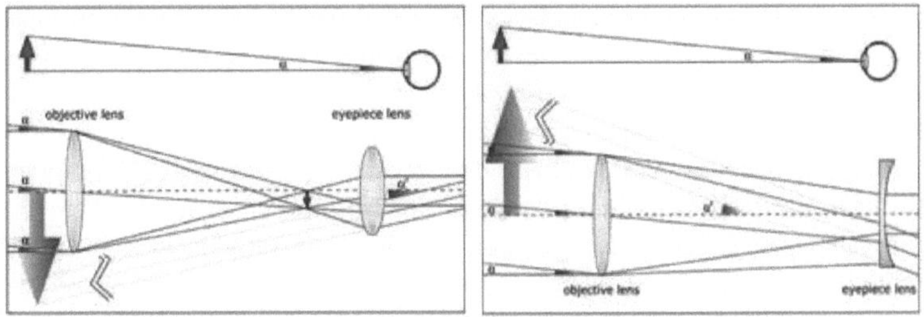

Fig. 15. Telescópio Galileu Fig. 16. Telescópio Kepleriano

MICROSCÓPIO CIRÚRGICO/MICROSCÓPIO OPERATÓRIO

O microscópio cirúrgico é um sistema complicado de lentes que permite a visualização binocular com uma ampliação de cerca de 4X a 40 X. Ao contrário das lupas, ambos os feixes de luz incidem paralelamente na retina do observador, pelo que não é necessária qualquer convergência ocular e a exigência dos músculos oculares é mínima. O microscópio cirúrgico é muito mais versátil e vantajoso do que as lupas de ampliação. O microscópio oferece flexibilidade na ótica de ampliação e conforto.[69]

Partes de um Microscópio Cirúrgico (Fig. 17)

O microscópio operatório é constituído por três componentes principais:

1. O corpo do microscópio.
2. A fonte de luz.
3. A estrutura de apoio.

1. O Corpo do Microscópio: A cabeça do tubo binocular é colocada no corpo do microscópio operatório e contém 2 oculares, a cabeça do tubo, a mudança de ampliação e a objetiva.

· ***Oculares de microscópio:*** As vias ópticas esquerda e direita do microscópio operatório visualizam ângulos diferentes do objeto, o que cria a impressão de uma imagem tridimensional (a impressão de imagem estereoscópica). As oculares estão equipadas com um anel de regulação dióptrica. As oculares têm de ser ajustadas à distância interpupilar correta do operador, de modo a que as duas imagens oculares se fundam numa só. A distância entre as pupilas varia de pessoa para pessoa e vai de 54 a 76 mm.[74]

· ***Cabeça de tubo binocular:*** A cabeça de tubo também utiliza o princípio estereoscópico do trajeto ótico esquerdo e direito para obter uma imagem tridimensional. A cabeça do tubo binocular contém uma lente e tem uma distância focal definida. Os prismas no interior da cabeça do tubo criam uma imagem direita e precisa. Uma cabeça de tubo inclinável (0-180°) permite ao dentista alterar o ângulo dos suportes das oculares em 180°. Isto significa que o ângulo de visualização do tubo pode ser ajustado à posição do microscópio operatório de tal forma que a cabeça do dentista pode permanecer direita e este não tem de se inclinar para trás ou para a frente. Um tubo dobrável

cabeça, ainda mais flexível e adaptável porque se adapta a diferentes ergonomias de diferentes operadores ou a diferentes posições do doente[74].

· ***Lente Objetiva do Microscópio:*** A lente objetiva é o elemento ótico final e a sua distância focal determina a distância de trabalho entre o microscópio e o campo cirúrgico.[71] Pode ter uma distância focal fixa ou uma distância focal variável. Um microscópio operatório com uma distância focal fixa necessitaria de ser movido para cima ou para baixo para obter a focagem. A gama de distâncias focais varia de 100 mm a 600 mm. Uma distância focal de 200 mm permite uma distância de trabalho de aproximadamente 20 cm (8 pol.). Uma distância de trabalho de 500-600 mm permite-lhe um espaço amplo em relação à face do doente para instrumentos longos, por exemplo. O ajuste do plano focal dentro do intervalo da distância de trabalho pode ser efectuado manualmente ou pode ser controlado rodando um botão. Com este sistema, a focagem é obtida rodando o botão de focagem, o que acelera o fluxo de trabalho.[74]

· ***Sistema de ampliação ou zoom do microscópio****: (fig.18)* O sistema de ampliação amplia ou minimiza a imagem num determinado fator. O fator de ampliação pode ser alterado durante o tratamento, o que proporciona flexibilidade para trabalhar com uma ampliação menor ou maior, se for necessário mais pormenor. Estão disponíveis dois sistemas: o sistema de zoom contínuo e o alterador de ampliação (um sistema de passo, alterador Galileu).[74]

2.Unidades de iluminação:

A unidade de iluminação é necessária com uma grande ampliação, o que constitui também uma vantagem significativa. A lâmpada de halogéneo é normalmente utilizada como unidade de iluminação. Estas lâmpadas fornecem uma luz mais branca do que as lâmpadas convencionais devido à sua temperatura de cor mais elevada. Como as lâmpadas de halogéneo emitem uma parte considerável da sua radiação no espetro infravermelho, estão equipadas com um espelho de luz fria que mantém esta radiação afastada da área de funcionamento. Uma alternativa à luz de halogéneo é a lâmpada de xénon que funciona até dez vezes mais do que a lâmpada de halogéneo. A luz tem caraterísticas de luz do dia com uma cor ainda mais branca e proporciona uma imagem mais brilhante, mais autêntica e com mais contraste.[69]

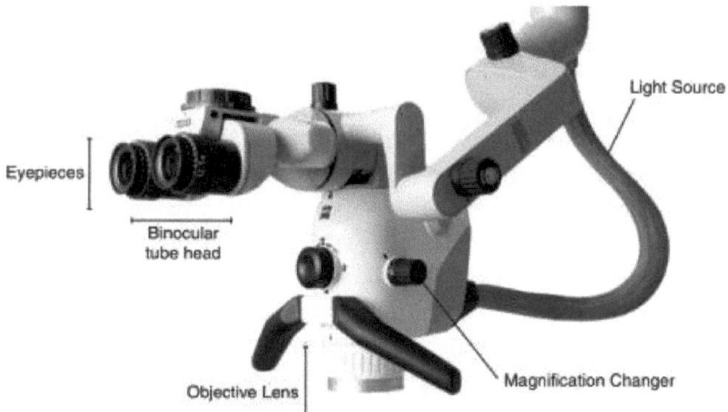

Fig. 17. Partes dos microscópios de controlo

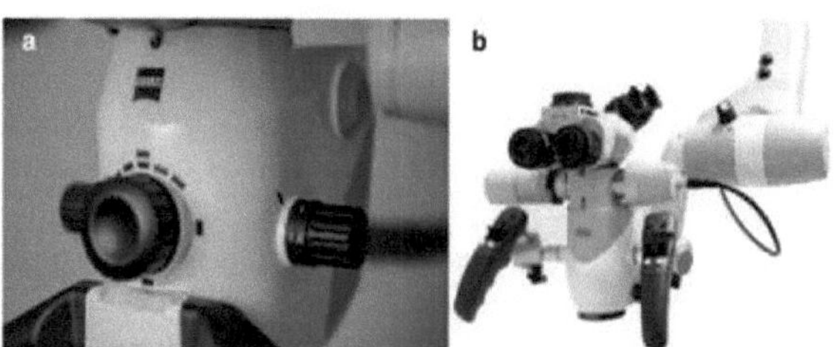

Fig. 18. (a) Alterador de ampliação. (b) Sistema de zoom contínuo

Lupas versus Microscópio Operatório

Foi demonstrado que a utilização de lupas e microscópios melhora a acuidade visual, a postura

de trabalho dos médicos, o conforto ergonómico e a eficiência, aumentando a distância de trabalho e reduzindo assim a ocorrência de lesões por esforço repetitivo relacionadas com a má postura.
Sem dispositivos de ampliação, a acuidade visual pode ser melhorada aproximando-se mais do objeto a examinar. No entanto, a aproximação por si só não é suficiente para muitos procedimentos clínicos de pormenor. O desempenho visual também é influenciado pelo tipo de lupa e pela idade dos profissionais.[70] Ao selecionar um par de telescópios cirúrgicos adequados, é necessário considerar muitos factores. Estes factores podem ser divididos em duas categorias principais: desempenho ótico e ergonomia.
As lupas compostas (Galileanas) e as lupas de prisma (Keplerianas) são os dois principais sistemas de lupas utilizados em medicina dentária.
As lupas galileanas são as mais populares devido ao seu peso reduzido, mas o seu fator de ampliação é limitado a 2,5* por restrições físicas.
As lupas keplerianas são sistemas ópticos sofisticados com um fator de ampliação aberto. Este fator é geralmente limitado a um valor entre 3,5* e 4,5* por razões ergonómicas. As lupas keplerianas são menos populares entre os dentistas devido ao seu peso mais elevado.[70]
Ambos os instrumentos podem eliminar uma multiplicidade de problemas oculares, cervicais, dos ombros e das costas, que são comuns aos dentistas que assumem uma distância de trabalho mais curta para aumentar a acuidade visual sem ampliação. Foi demonstrado que aumentar a distância de trabalho normal em 6 a 8 polegadas melhora consideravelmente a ergonomia postural e a tensão ocular dos trabalhadores industriais e dentistas.

	Lupas	**Microscópio**
Ampliação	Ampliação máxima 45- 10X	Ampla gama de ampliação
Estereopsia da visão	Não proporciona perceção de profundidade devido à ausência de visão estereoscópica	Visão binocular - estereopsia
Trajetória ótica	Percurso ótico convergente (fadiga ocular e cansaço)	Percurso ótico paralelo
Portabilidade	Mais portátil	Menos portátil
Campo de visão	Amplo campo de visão	Campo de visão mais estreito.
Curva de aprendizagem	Inicialmente mais fácil de utilizar	Curva de aprendizagem desafiante
Ergonomia	Postura desfavorável	Melhor ergonomia
Manutenção	Não necessita de maior manutenção	Necessita de manutenção.
Necessidade de espaço	Não necessita de espaço (tamanho reduzido)	Mais volumoso e difícil de encaixar em consultórios dentários mais pequenos.
Custo-eficácia	Menos dispendioso	Custo do investimento inicial
Documentação	Nenhuma documentação	Vasta gama de documentação Melhoria da precisão do tratamento

Tabela 3. Lupas versus Microscópio Operatório

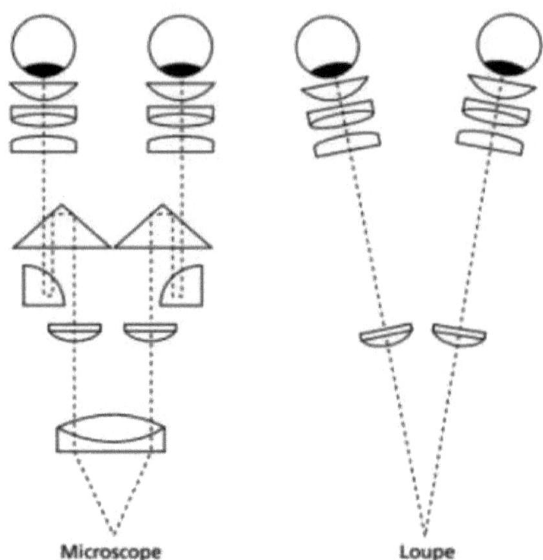

Fig. 19. Comparação da melhoria da visão com lupas e um microscópio. As lupas requerem a convergência dos olhos, enquanto a visão é paralela através do microscópio

AS VANTAGENS DA UTILIZAÇÃO DO MICROSCÓPIO EM MEDICINA DENTÁRIA[75]

Postural:

- A postura deve ser perfeita, de modo a não causar desconforto nas costas e no pescoço, protegendo a coluna vertebral de problemas futuros.
- O microscópio obriga-nos a trabalhar sempre à mesma distância do objeto, evitando cansar a vista, pois não é necessário fazer ajustes constantes.
- Não é necessário que o dentista use os seus óculos graduados. Se os olhos forem diferentes, todos os binóculos microscópicos têm mecanismos de correção para compensar esse facto.

Processuais:

- Melhora consideravelmente as capacidades manuais, uma vez que o campo de ação é ampliado.
- A iluminação é magnífica, pois está sempre no sítio certo, sem sombras.
- A visão colateral diminui, por exemplo, a área circundante do campo visual é escura, tal como no cinema, eliminando a informação visual desnecessária e melhorando a nitidez da visão.
- É possível mudar de um nível de ampliação para outro (existem diferentes escalas que vão de 2x a 32x) muito facilmente, sem mudar a posição do microscópio.
- O registo das operações permite-nos avaliar as técnicas seguidas e detetar erros ou problemas de procedimento.

Psicológico:

- Diminui o stress ocupacional, físico e postural.

- Aumenta a satisfação pessoal e profissional ao constatar a melhoria da qualidade dos nossos tratamentos cirúrgicos.
- Melhora os resultados clínicos, com menos desconforto pós-operatório para o paciente.
- Pode ser uma importante ferramenta de marketing interno, uma vez que dá ao paciente a ideia de um elevado grau de qualificação profissional, bem como a impressão de estar muito atualizado em relação às novas aplicações tecnológicas ópticas, digitais e informáticas em medicina dentária.

Educacional:

- Facilita a recolha de imagens clínicas e fotografias, uma vez que pode ser incorporada uma câmara.
- Facilidade de elaboração de relatórios, quer se trate de relatórios elaborados para serem enviados a dentistas, de relatórios de avaliação jurídica ou de relatórios de avaliação de danos para companhias de seguros.
- Facilita muito a gravação de sequências de diagnóstico e tratamento em formato vídeo (se o microscópio tiver uma câmara de vídeo incorporada) e mostra uma imagem ampliada do campo operatório no monitor para o assistente ou trabalhador auxiliar. Permite a gravação em disco ou cassete.
- Permite que vídeos clínicos de intervenções ou técnicas sejam gravados e apresentados em conferências, simpósios, ou oralmente durante discursos e conferências, ou como parte de formação especializada de pós-graduação.

VANTAGENS DOS MICROSCÓPIOS EM PERIODONTIA[7,76]

O microscópio cirúrgico, como todas as ampliações, aumenta a acuidade visual. Isto leva a:

1. Maior precisão na execução das técnicas cirúrgicas, o que resulta em incisões mais precisas através de instrumentos mais pequenos, menos traumatismos e uma cicatrização pós-operatória mais rápida.
2. Reposicionamento preciso dos tecidos com agulhas e suturas mais pequenas.
3. Melhor visualização das superfícies radiculares, o que permite uma remoção mais definitiva do cálculo e uma melhor suavidade da raiz.

O microscópio cirúrgico permite uma capacidade motora de alto nível e precisão nos cuidados clínicos. Com uma ampliação de *40, os microcirurgiões vasculares efectuam rotineiramente anastomose de vasos com um diâmetro inferior a 1 mm. Com uma ampliação de *120, os biólogos efectuam operações subcelulares em mitocôndrias e cromossomas. A microcirurgia periodontal é normalmente efectuada com uma ampliação de 10 a 20 vezes. Com uma visão normal, a resolução visual mais elevada possível é de 0,2 mm. A este nível de acuidade visual, a maior precisão possível para o movimento da mão humana é de 1 mm. O tremor fisiológico pode reduzir ainda mais a precisão do movimento para 2 mm.[75]

Iluminação

A iluminação é outro fator fundamental, para além do sistema ótico, para a qualidade da imagem de um microscópio. Uma iluminação cirúrgica bem sucedida tem quatro factores-chave, nomeadamente a luminância, a gestão das sombras, o volume de luz e o calor.[70] Atualmente, a iluminação é fornecida através de uma fonte de luz na parte de trás do microscópio operatório, que irradia a luz através da lente objetiva para a área de tratamento. A luz é integrada coaxialmente através da objetiva. Isto significa que a luz da lâmpada do iluminador é reencaminhada para um ponto muito próximo do eixo de visualização do microscópio e é projectada para baixo através da mesma lente objetiva utilizada para a visualização. A iluminação coaxial (Fig. 20), que significa que a linha de luz é paralela à linha de visão, proporciona aos médicos imagens sem sombras, minimiza as sombras e concentra-se no campo operatório.[14]

Uma iluminação desejável para um microscópio operativo deve fornecer um brilho estável para a área de visualização, independentemente da alteração da distância de trabalho ou da ampliação.[70] À medida que o nível de ampliação aumenta (quanto maior for a distância de trabalho), o campo de visão torna-se mais escuro porque a luz tem de viajar mais. Se a distância de trabalho for duplicada (por exemplo, se for selecionada uma distância de trabalho de 400 mm em vez de 200 mm), então a intensidade da luz no objeto é reduzida para um quarto. Com o aumento da ampliação, a luminosidade também diminui no olho do observador. O microscópio de operação compensa automaticamente este facto, adaptando a intensidade da luz às ampliações selecionadas.[74]

As fontes de luz habitualmente utilizadas para o microscópio cirúrgico são (Fig. 21) lâmpadas de halogéneo, lâmpadas de xénon ou díodos emissores de luz (LED)

1. **Halogéneo:** Em comparação com o LED e o xénon, o halogéneo tem uma temperatura de cor mais baixa e, por isso, parece amarelado ao olho (3200 a 5000 K). Pode proporcionar uma iluminação estável. A vida útil de uma lâmpada de halogéneo (por exemplo, 50 horas) é também muito mais curta do que a de uma lâmpada de xénon ou de um LED.[74]
2. **Xénon:** A luz de xénon tem a vantagem de a sua temperatura de cor ser semelhante à da luz do dia (luz branca -4000 a 6000 K). Dá ao observador a impressão de que o objeto parece natural e também proporciona uma reprodução de cores reais para documentação. A intensidade da luz é importante quando se trabalha com grandes ampliações, especialmente se se utilizar uma câmara SLR para manter a exposição
A vida útil de uma lâmpada de xénon é definida pelo fabricante (por exemplo, 500 h). O tempo de vida de uma lâmpada de xénon é definido pelo fabricante (por exemplo, 500 h).[74]
3. **LED (díodo emissor de luz):** O LED pode fornecer iluminação na gama de comprimentos de onda visíveis com bom brilho, boa estabilidade, menor consumo de energia e calor extremamente baixo.[70] A intensidade de uma fonte de luz LED é menor em comparação com o xénon. A grande vantagem do LED é o seu tempo de vida consideravelmente mais longo, normalmente especificado em 70000 h.[74] O LED como fonte de luz cirúrgica também tem desvantagens: a temperatura de cor mais elevada e a gama de comprimentos de onda mais estreita fazem com que a luz não seja tão próxima da luz solar; o seu espetro é insuficiente para aplicações guiadas por fluorescência; além disso, não é fácil de substituir.[70]
4. **TriLED:** É uma fonte de luz que não necessita de manutenção e que fornece luz de cor natural a altas intensidades (intensidades semelhantes às do xénon).

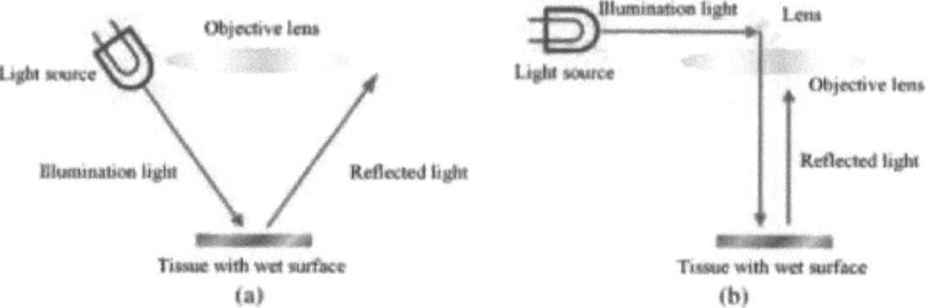

Fig. 20. Ilustração da iluminação coaxial e comparação com a iluminação lateral: (a) iluminação lateral e (b) iluminação coaxial.

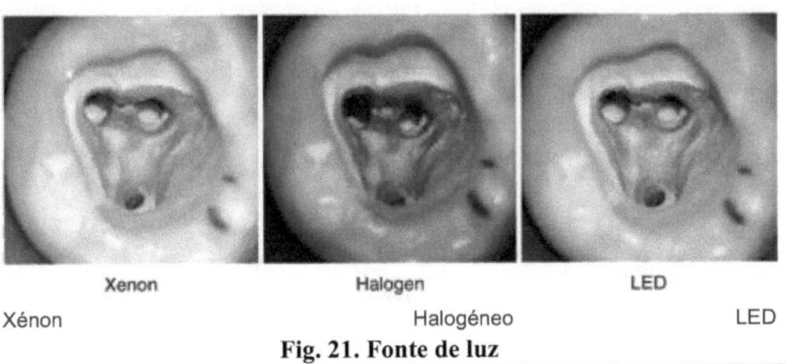

Fig. 21. Fonte de luz

INSTRUMENTOS MICROCIRÚRGICOS

A instrumentação correta é fundamental para a intervenção microcirúrgica. Com a ampliação e os instrumentos microcirúrgicos, reduzimos o trauma tecidular e a hemorragia. As principais caraterísticas dos instrumentos microcirúrgicos são a realização de incisões limpas que são estabelecidas num ângulo de noventa graus em relação à superfície, utilizando bisturis microcirúrgicos oftálmicos.[77] Na microcirurgia, praticamente todos os movimentos cirúrgicos foram reduzidos a um mecanismo de pinça entre o polegar e o indicador, orientando o movimento pela visão direta e não pelo tato.[78]

Uma vez que os instrumentos são manipulados principalmente pelo polegar, indicador e dedo médio, as suas pegas devem ser arredondadas, para que possam ser executados movimentos de rotação finamente controlados.

Estão disponíveis conjuntos apropriados de instrumentos de aço ou titânio para microcirurgia periodontal de diferentes fabricantes (Fig. 22). Um conjunto básico é composto por um porta-agulhas, uma microtesoura, um porta-bisturi, pinças anatómicas e cirúrgicas e um conjunto de vários elevadores[69].

O instrumento deve ter cerca de 18 cm de comprimento e deve ser ligeiramente pesado na parte superior para facilitar o seu manuseamento com precisão. A fim de evitar um brilho metálico desfavorável à luz do microscópio, os instrumentos têm frequentemente uma superfície revestida de cor. O peso do instrumento não deve exceder 15-20 g, para evitar a fadiga dos músculos das mãos e dos braços. O porta-agulhas deve estar equipado com um fecho de funcionamento preciso que não deve exceder uma força de bloqueio de 50

gm. Uma força de bloqueio elevada gera tremores e uma força de bloqueio baixa reduz a sensação de movimento.[69]

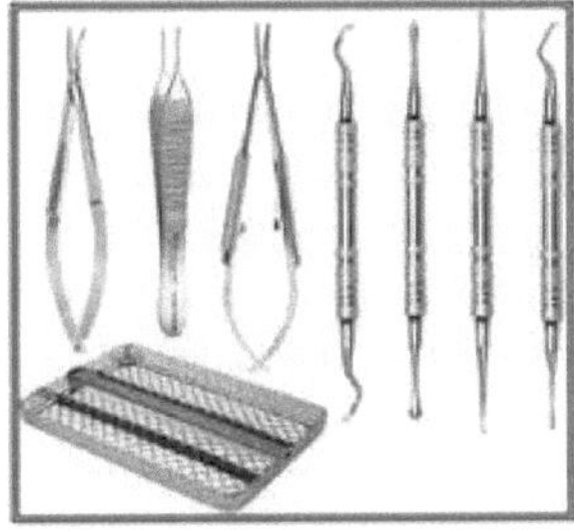

Fig. 22. Conjunto de instrumentos microcirúrgicos

CLASSIFICAÇÃO DOS INSTRUMENTOS MICROCIRÚRGICOS[79]

INSTRUMENTOS DE AMPLIAÇÃO:

1. Lupas:
   1. Lupas simples
   2. Lupas compostas
   3. Lupas de prisma
2. Microscópio operativo

MICRO-INSTRUMENTOS CIRÚRGICOS:

1. Suporte de microagulhas
2. Micro-forças
3. Microtesoura
4. Instrumentos periodontais

A. Facas e lâminas de bisturi:

- Faca para quebrar lâminas
- Faca crescente
- Mini faca em forma de meia-lua
- Colher faca
- Faca lamelar
- Faca escleral

B. Microagulhas e micro-suturas

C. Retractores e elevadores

D. Fórceps de atar:

- Plataforma
- Não-plataforma

SUPORTE DE MICROAGULHAS:

> O porta-agulhas é utilizado para agarrar a agulha, puxá-la através dos tecidos e dar os nós.

> O comprimento adequado do porta-agulhas depende da natureza da operação. Os mais utilizados são os de 14 cm e 18 cm.

> As pontas podem ser rectas ou ligeiramente curvadas, mas a última é a mais utilizada.

> A natureza da sutura determina a escolha da ponta. Normalmente, é utilizada uma ponta delicada (0,3 mm) para suturas 8-0 e 10-0.

> O porta-agulhas com uma ponta de 1 mm é utilizado para suturas 5-0 e 6-0.

> Um porta-agulhas deve garantir que a agulha é mantida de forma estável sem escorregar.

> Deve ser leve e exigir o mínimo de força da mão.

> Deve ter um comprimento adequado ao tamanho da mão e ser fácil de manipular.

> Um suporte de agulha de titânio é a melhor escolha.

O suporte da agulha deve estar equipado com um bloqueio de trabalho preciso que não deve exceder uma força de bloqueio de 50 g (0,5 N). Forças de bloqueio elevadas geram tremores e forças de bloqueio baixas reduzem a capacidade de detetar o movimento. Para evitar que a linha escorregue ao dar um nó, as pontas das pinças têm superfícies planas ou podem ser finamente revestidas com um grão de diamante que melhora a segurança com que o porta-agulhas segura uma agulha cirúrgica (Abidin et al. 1990).

A configuração da mandíbula do suporte da agulha tem uma influência considerável nesta

segurança. Os dentes das pastilhas de carboneto de tungsténio oferecem a maior resistência à torção ou à rotação da agulha entre as maxilas do porta-agulhas, mas esta vantagem deve ser ponderada em relação aos potenciais efeitos prejudiciais dos dentes no material de sutura.
As mandíbulas lisas sem dentes não causam danos demonstráveis às suturas de nylon de monofilamento 6-0, enquanto as mandíbulas do porta-agulhas com dentes ($7000/in^2$) reduzem acentuadamente a resistência à rutura da sutura (Abidin et al. 1990). Além disso, as extremidades exteriores afiadas das mandíbulas do porta-agulhas devem ser arredondadas para evitar a quebra de materiais de sutura finos (Abidin et al. 1989). Quando as mandíbulas do porta-agulhas estão fechadas, não deve passar luz através das pontas.[69]

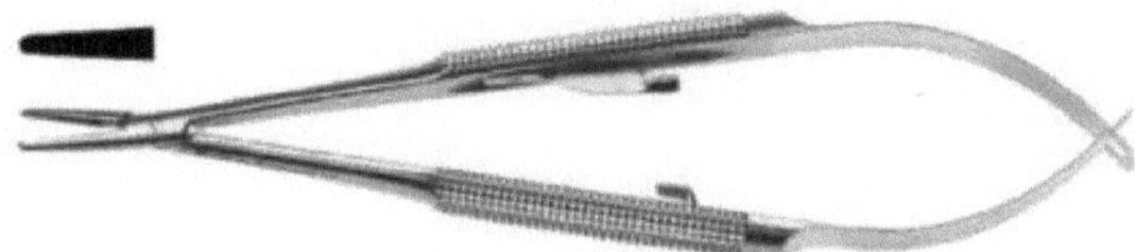

Fig. 23. Suporte de agulha micro castro - reto

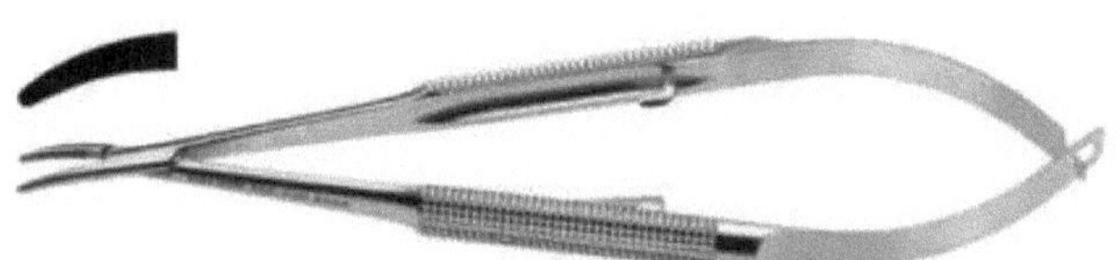

Fig. 24. Suporte da agulha de micro castro - curvo

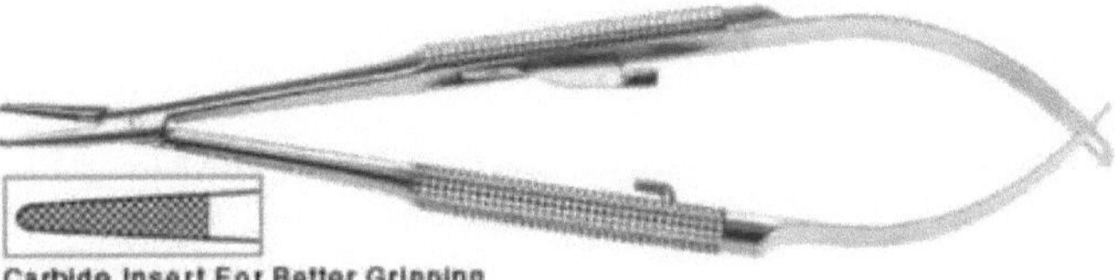

Fig. 25. Suporte de microagulhas - direito

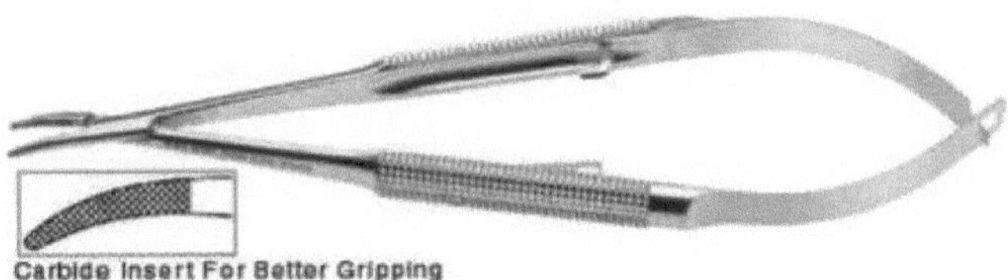

Fig. 26. Suporte de microagulhas - curvo

MICRO FORÇAS: (Fig. 27-30)

> Os microfórceps podem efetuar as manobras que não podem ser realizadas manualmente.

> Por exemplo, a pinça pode ser inserida no lúmen de uma extremidade cortada do vaso para abrir o lúmen vascular para a inserção da agulha.

> Os fórceps utilizados para a anastomose dos vasos são muito finos e denominados dilatadores.

> As micropinças mais utilizadas têm 15 cm de comprimento, com pegas redondas e pontas de 0,2 a 0,3 mm.[80]

Existem diferentes tipos de microfórceps para várias operações.

1. Pinça de joalheiro reta
2. Pinça de joalheiro curva

> As pinças de joalheiro são fortes e baratas, com uma variedade de pontas disponíveis.

> Podem ser rectas ou curvas em diferentes graus, como 45° ou 90°.

> Têm geralmente 11-12 cm de comprimento e são adequados apenas para operações simples.

> As suas pegas são planas, rodando e mudando a direção do instrumento de forma menos eficiente.[80]

MICROTESOURA: Fig (31-34)

> São utilizadas para a dissecação de tecidos, vasos sanguíneos e nervos.

> São utilizadas tesouras de diferentes tamanhos. 14 cm e 18 cm de comprimento.

> Para manusear a parte delicada dos tecidos adventícios, é preferível utilizar uma microtesoura de 9 cm.

> As pontas das lâminas da tesoura podem ser rectas ou ligeiramente curvas.

> A tesoura reta corta suturas e apara a adventícia de vasos ou terminações nervosas.

> Tesouras curvas dissecam vasos e nervos.

Fig. 27. Pinça para tecidos micro de Bishop-harmon Fig. 28. Pinça de tecido serrilhada Micro Adson

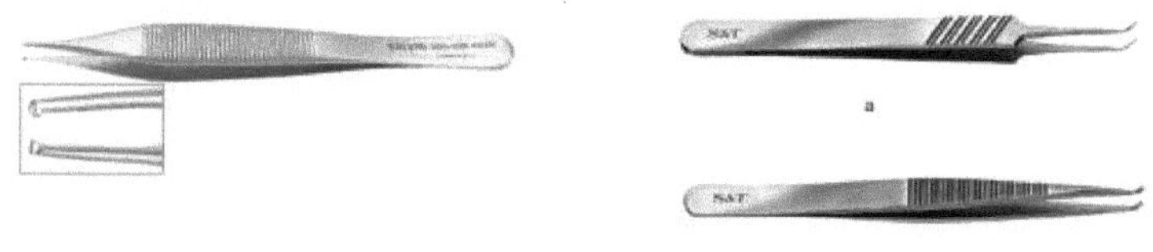

Fig. 29. Pinça para tecidos Micro Adson 1x2 **Fig. 30. (a, b) Pinça curva**

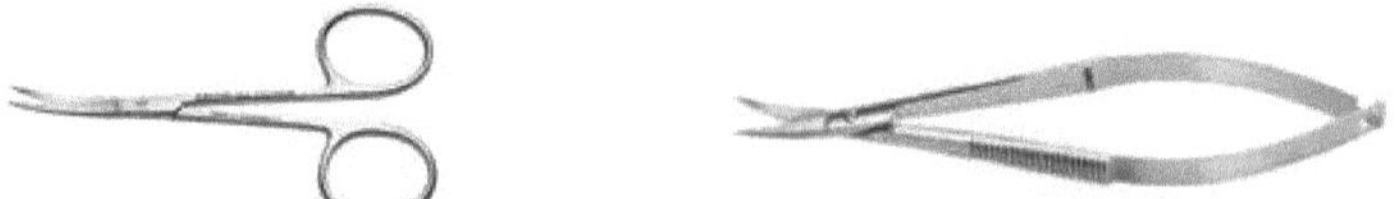

Fig. 31. Microtesoura curva **Fig. 32. Microtesoura Castroviejo.**

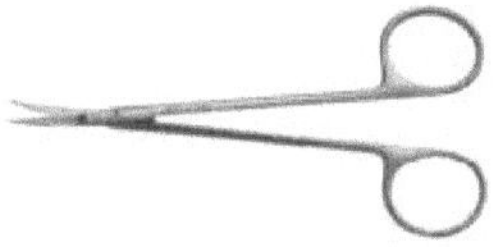

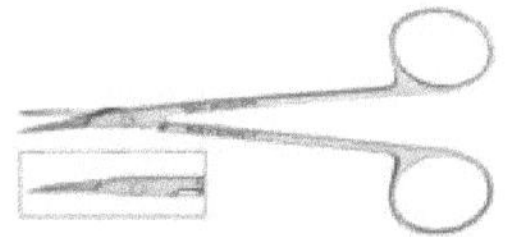

Fig. 33. Tesoura curva de Bona **Fig. 34. Tesoura curva Iris.**

FACAS CIRÚRGICAS:

As facas oftálmicas oferecem a dupla vantagem de serem extremamente afiadas e de terem um tamanho mínimo. São utilizados vários tipos de facas oftálmicas, tais como a faca crescente, lamelar, quebra-lâminas, esclerótica e de colher. Em comparação com as 15 lâminas normais habitualmente utilizadas em periodontia, o tamanho mais pequeno das facas oftálmicas facilita o trabalho cirúrgico. A utilização de facas oftálmicas permite ao periodontista efetuar incisões precisas e minimamente invasivas, deixando uma borda da ferida afiada. Esta técnica melhorada ajuda a limitar o trauma tecidular e promove uma cicatrização mais rápida.[8]

> O canivete quebra-lâminas tem um cabo no qual é afixado um pedaço de lâmina de barbear oftálmica. Esta faca é frequentemente utilizada em vez de uma lâmina no. 15 17.

> A faca Crescent pode ser utilizada para procedimentos intra-sulculares. Pode ser utilizada em procedimentos de enxerto de tecido conjuntivo para fazer um túnel, preparar o local recetor ou obter o enxerto do dador.

> O bisturi de colher é frequentemente utilizado para minar a região sulcular lateral em preparação para a colocação de enxertos de tecido conjuntivo.[8]

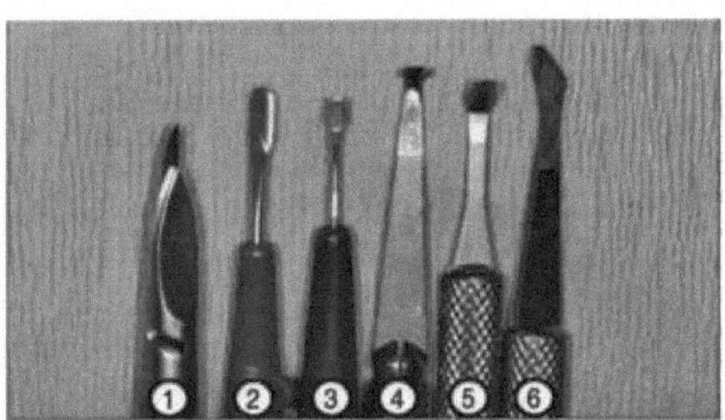

Periodontal microsurgical knives: *1*, blade breaker; *2*, crescent; *3*, minicrescent; *4*, 260° spoon; *5*, lamella, and *6*, sclera.

Facas microcirúrgicas periodontais: *1*, quebra-lâminas; *2*. crescente: *3*, minicrescente; *4*, colher *de 260°*; 5, lamela, e *6*. esclerótica.

Fig. 35. Facas periodontais

MICROAGULHAS E SUTURAS:

A microcirurgia aumentou as opções de agulhas e suturas de tamanho adequado. As agulhas variam em tamanho, forma e curvatura, mas a maioria das agulhas utilizadas em medicina dentária têm uma curvatura de 3/8. Os periodontistas utilizam frequentemente uma agulha de corte invertido com um tamanho significativo (16 a 19 mm). Embora as agulhas maiores sejam por vezes indicadas para um periodontista, várias agulhas permitem uma aproximação mais precisa dos bordos dos tecidos. Uma dessas agulhas é a agulha Spatula, com 6,6 mm de comprimento e uma curvatura de 140 graus. Concebida para cirurgia oftálmica, o trajeto da agulha é pouco profundo e o ponto de aquisição da agulha é preciso. Estas caraterísticas permitem uma extrema precisão na aposição, fecho e imobilização do enxerto de tecido conjuntivo. Várias outras agulhas com tamanhos que variam de 6,6 a 19 mm podem ser utilizadas em periodontia.[80]

Caraterísticas da agulha[69]

Nas suturas atraumáticas, a linha está firmemente ligada à agulha através de um dispositivo de pressão ou presa num orifício perfurado a laser. O corpo da agulha deve ser achatado para evitar a sua torção ou rotação no porta-agulha. As pontas das agulhas diferem muito consoante a especialidade em que são utilizadas. Para minimizar o trauma tecidular na microcirurgia periodontal, são preferidas as agulhas mais afiadas, agulhas de corte invertido com pontas de precisão ou agulhas de espátula com pontas de espátula (Thacker et al 1989).

A forma da agulha pode ser reta ou dobrada em vários graus. Na microcirurgia periodontal, a agulha circular de corte invertido de 3/8" garante geralmente óptimos resultados. Existe uma vasta gama de comprimentos, medidos ao longo da curvatura da agulha, desde a ponta até à extremidade proximal do fecho da agulha. Para suturas papilares na zona posterior, são adequadas agulhas com um comprimento de 13-15 mm. A mesma tarefa na zona anterior requer agulhas de 10-12 mm de comprimento e, para fechar uma incisão de libertação bucal, são adequadas agulhas de 5-8 mm de comprimento. Para garantir uma penetração perpendicular através dos tecidos moles sem rasgar, uma agulha curva assimptótica é vantajosa em áreas onde são necessárias penetrações estreitas.

Caraterísticas do material de sutura[69]

O material de sutura pode ser reabsorvível ou não reabsorvível. Uma prática cirúrgica aceite é a de selecionar a sutura mais pequena que irá segurar adequadamente o tecido reparador. Esta prática minimiza a abertura efectuada pela agulha e minimiza o trauma tecidular. As suturas 4-0 ou 50 são normalmente utilizadas em periodontia. Quanto maior for o número de zeros, mais pequeno é o diâmetro da sutura. Quanto mais pequeno for o tamanho da sutura, menor será a sua resistência à tração. A maioria das suturas microcirúrgicas periodontais é efectuada com suturas que variam entre 6-0 e 9-0.

Os materiais de sutura classificados como não absorvíveis e absorvíveis podem ser multifilamentares ou monofilamentares, embora as taxas de absorção variem significativamente. Os fios reabsorvíveis podem ser naturais ou sintéticos. Os materiais sintéticos são mais vantajosos devido às suas propriedades físicas e biológicas constantes (Hansen 1986). O intestino cirúrgico (liso e crómico), a poliglactina 910, a poliglecaprone 25 e a polidioxanona são quatro fios absorvíveis indicados para uso em cirurgia periodontal.[8] Entre os materiais não reabsorvíveis, o polipropeleno e o seu mais recente desenvolvimento, o polihexafluoropolipropeleno, são materiais com excelentes propriedades tecidulares. Após a sutura, o fio será encapsulado nos tecidos conjuntivos e manterá a sua estabilidade durante um período mais longo. Nos calibres 5-0 e mais grossos, os fios monofilamentares são relativamente duros e podem prejudicar o conforto do doente.

Uma vez que os fios de polifilamentos se caracterizam por uma elevada capilaridade, é preferível utilizar materiais monofilamentares (Mouzas & Yeadon 1975). Além disso, os fios de polifilamentos facilitam a migração bacteriana; as bactérias também podem penetrar no compartimento interno do fio e escapar à resposta imunológica do hospedeiro (Gutmann & Harrison 1991). Outra opção promissora para reduzir a migração bacteriana ao longo da sutura é revesti-la com uma substância bacteriostática. Vicryl Plus (Ethicon) é um material de sutura reabsorvível revestido com triclosan que inibe o crescimento bacteriano durante até 6 dias, danificando a membrana das células (Rothenburger et al 2002, Storch et al 2002).

COMBINAÇÃO IDEAL DE AGULHA E LINHA (NÃO REABSORVÍVEL) PARA UTILIZAÇÃO EM MICROSURGIA PERIODONTAL[69] (Quadro 4)

Indicações	Resistência da sutura	Agulha caraterísticas	Linha materiais	Linha materiais
Incisões de libertação bucal	7-0	Agulha de curvatura 3/8 agulha de corte com ponta de precisão comprimento da agulha 7,6 mm	polipropileno	Prolene Mopileno
	7-0	Agulha curva assimptótica ponta da agulha de corte, corpo redondo comprimento da agulha 8,9 mm	polipropileno	Prolene Mopileno
	9-0	3/8 de curvatura agulha Espátula agulha comprimento da agulha 5,2 mm	poliamida	Ethilon Nylon Resolon
Inter dentária suturas				
Zona frontal	6-0	Agulha de curvatura 3/8 agulha de corte com ponta de precisão	polipropileno	Prolene Mopileno
		comprimento da agulha 11,2 mm		
	7-0	Agulha de curvatura 3/8 agulha de corte com ponta de precisão comprimento da agulha 11,2 mm	poliamida	Ethilon Nylon Resolon

Área de pré-molares	6-0	Agulha de curvatura 3/8 agulha de corte com ponta de precisão comprimento da agulha 12,9 mm	poliamida	Ethilon Nylon Resolon
Área molar	6-0	Curvatura 3/8 agulha agulha de corte com ponta de precisão comprimento da agulha 16,2 mm	poliamida	Ethilon Nylon Resolon
Central incisões	6-0	Agulha de curvatura 3/8 agulha de corte com ponta de precisão comprimento da agulha 11,2 mm	poliamida	Ethilon Nylon Resolon
	6-0	3/8 de curvatura agulha	polipropileno	Prolene Mopileno
		agulha de corte com ponta de precisão comprimento da agulha 12,9 mm		
Papila base incisões	7-0	Agulha curva assimptótica ponta da agulha de corte, corpo redondo comprimento da agulha 8,9 mm	polipropileno	Prolene Mopileno
	9-0	1/2 agulha de curvatura agulha de corte com comprimento da agulha de micro ponta 8,0 mm	poliamida	

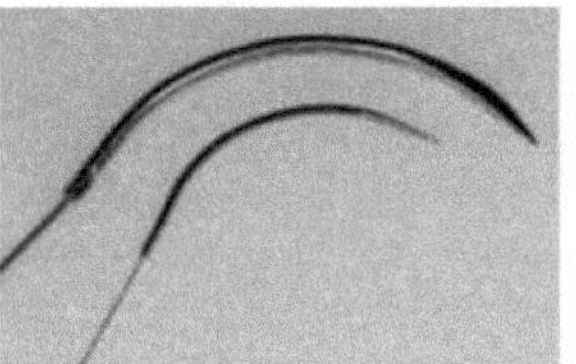
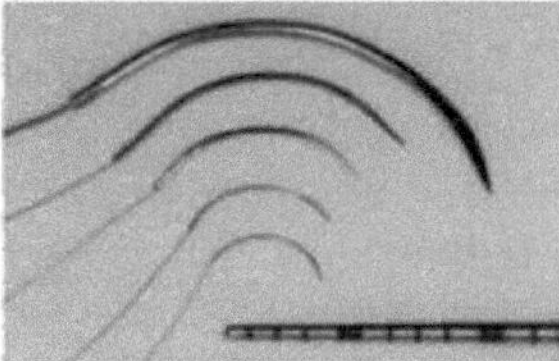

Fig. 36. Vicryl 4-0 numa agulha de corte FS-2 B) Vicryl 4-0, polipropileno 6-0, polipropileno 6-0 numa agulha de corte cónica VK-11 PDS-II 7-0, nylon 8-0, nylon 10-0

AMARRAÇÃO DO NÓ:

A atadura de nós macroscópicos é efectuada com visualização total das mãos. A atadura de nós com o microscópio é efectuada com laços de instrumentos, com um porta-agulha microcirúrgico na mão dominante e um apanhador de tecido microcirúrgico na mão não dominante. Apenas as pontas de trabalho dos instrumentos são visíveis no campo microscópico. Por conseguinte, a microcirurgia é efectuada apenas por referência visual, uma vez que a força de rutura das micro-suturas é frequentemente inferior ao limiar do tato humano. As micro-lesões nos tecidos também ocorrem abaixo da capacidade proprioceptiva da mão humana. Os nós microcirúrgicos bem atados são estáveis e resistem ao afrouxamento, mesmo sob cargas funcionais. A arte de atar microscopicamente um nó de cirurgião direito, um nó de recife ou um nó de cinta só pode ser dominada com a prática laboratorial repetida ao microscópio.[69]

A Ethicon (1985) recomendou os seguintes princípios para a fixação do nó[(80)] (Fig. 37)

1. O nó finalizado deve ser apertado, firme e atado de forma a não escorregar.
2. Para evitar a absorção de bactérias, os nós não devem ser fixados nas linhas de incisão.
3. Os nós devem ser pequenos e as pontas cortadas curtas (2-3 mm).
4. Evitar uma tensão excessiva nos materiais de calibre mais delicado, uma vez que pode ocorrer uma rutura.
5. Evitar movimentos bruscos que possam romper a sutura.
6. Evitar o esmagamento ou a crimpagem dos materiais de sutura, não utilizando pinças hemostáticas ou porta-agulhas, exceto na extremidade livre para atar.
7. Não atar a sutura com força, pois pode ocorrer necrose dos tecidos. A tensão do nó não deve provocar o branqueamento dos tecidos.
8. Manter uma tração adequada numa das extremidades enquanto prende para evitar soltar o primeiro laço.
9. A força do nó de cirurgião e do nó quadrado, embora geralmente não necessite de mais de dois lançamentos, aumentará a força com um lançamento adicional.
10. Os nós Granny e as suturas revestidas e de monofilamento requerem arremessos adicionais para garantir a segurança do nó e evitar o deslizamento.

Uma técnica para segurar a agulha consiste em agarrar a sutura com uma pinça na mão não dominante a cerca de 2-3 cm da agulha. Pendurar a agulha até ficar apoiada no tecido e agarrar a agulha com o porta-agulha. A agulha deve ser colocada no porta-agulha apontando ao longo do trajeto pretendido. A penetração da agulha deve ser perpendicular à linha de incisão. A agulha deve penetrar e sair do tecido a distâncias iguais.[80]

Dependendo do diâmetro da agulha, a quantidade correta de tecido a envolver é aproximadamente duas vezes superior ao diâmetro da agulha. O envolvimento de grandes quantidades de tecido pode não resultar num fecho adequado. A melhor forma de puxar a sutura através do tecido é numa linha reta perpendicular à incisão. A pinça de amarração pode ajudar

nesta manobra. Orientar a direção da sutura com uma pinça de amarração.
São utilizadas três técnicas padrão na amarração microcirúrgica:

1. não dominante
2. dominante e um
3. combinação dos dois.

Estas técnicas são melhor aprendidas num ambiente de laboratório e estão bem referenciadas e descritas em pormenor num Manual de Laboratório para Cirurgia Microbiana e Microvascular. As técnicas de amarração não dominante e combinada são as duas mais utilizadas em medicina dentária.[80] Os nós quadrados são os melhores para garantir a integridade do nó. Um nó de cirurgião seguido de um nó quadrado é a combinação de nós preferida. Adicionar laços em excesso a um nó não aumenta a sua força ou integridade; apenas aumenta o volume do nó. (Fig.38)

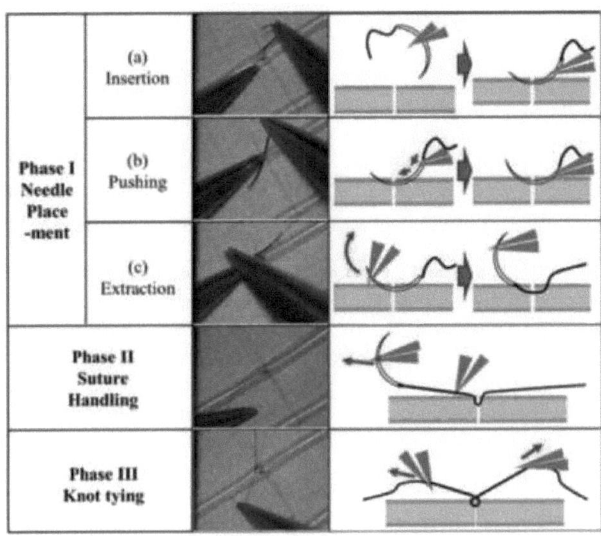

Fig. 37. ORIENTAR A DIRECÇÃO DA SUTURA COM UMA PINÇA DE ATAR

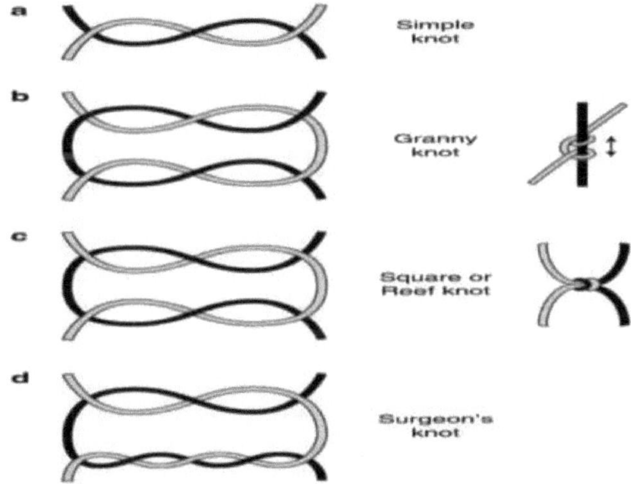

Fig. 38. DIFERENTES TIPOS DE NÓS

Material	Resistência da sutura	Construção de suturas	Agulha
Vicryl **Poliglactina 910**	**7-0 (50-59)**	**Polifilamento entrançado**	**GS-9** **6,6 mm** **Espátula, agulha, microponta**
	8-0(40-49)	**Polifilamento entrançado**	**GS-9** **6,6 mm** **Espátula, agulha, microponta**

	9-0(30-39)	**Monofilamento**	**GS-9** **6,6 mm** **Espátula, agulha, microponta**
	10-0(20-29)	**Monofilamento**	**USC-3.5** **6,2 mm** **Espátula agulha microponta**

Quadro 5

Material	Resistência da sutura	Construção de suturas	Agulha
Ethilon **Poliamida**	**7-0 (50-59)**	**Monofilamento**	**P-1** **11,2 mm** **Corte invertido com ponta de precisão**
Prolene **Polipropileno**	**8-0(40-49)**	**Monofilamento**	**P-6** **7,6 mm** **6,6 mm** **Corte invertido com ponta de precisão**
Ethilon **Poliamida**	**9-0(30-39)**	**Monofilamento**	**CS-35-C** **6,2 mm** **Espátula agulha microponta**
Prolene **Polipropileno**	**10-0(20-29)**	**Monofilamento**	

Quadro 6

NOME	TIPO	TIPOS DE SUB	VANTAGENS
Facas	a. Faca para quebrar lâminas b. Faca crescente c. Mini facas em forma de meia-lua d. Colher faca e. Faca lamelar		Extremamente nítida Tamanho pequeno Produtos gravados em vez de moídos Borda da ferida mais precisa
Facas periodontais microcirúrgicas (Fig. 35)	a. Faca periodontal Orban b. Faca de gengivectomia Kramer-nevins.		Muito nítido
Lâminas microcirúrgicas (Fig. 39)	a. Lâmina oftálmica b. Lâmina n.º 15 c. Lâmina n.º 12 d. Lâmina n.º 390 e. Lâmina n.º 390c	Não 15c Não 12d	Curvado em forma de J Pode ser passado por baixo da papila para a separar do osso subjacente suporte, progredindo no espaço estreito do orifício dentário Incisão fina
Elevador periosteal	a. Punho do periósteo		Descolamento preciso

microcirúrgico (fig. 44-51)	PPSCHLEE Punho 6 b. Prichard periosteal (PPRMBH) c. Hourigan periosteal (PH2MBHKD)		e libertação do retalho
Retractores periodontais microcirúrgicos	Retractores KP	Retractor KP 1 Retractor KP 2 Retractor KP 3	As extremidades de trabalho serrilhadas mais largas e mais finas proporcionam: • Melhor fixação no osso e • Evitar o deslizamento acidental
Pinça microcirúrgica para tecidos	a. Anatomia microcirúrgica tecido alicate TPASTMBH b.Pinça para microtecidos180		Pega minuto tecidos sem danificando-os.
Cinzéis periodontais microcirúrgicos (Fig. 42, 43)	a. Cinzel de Rhodes b. Cinzel Wedelstaedt c. Cinzel Fedi		Corte preciso de ossos
Curetas periodontais microcirúrgicas	Curetas de Langer	a. SL1/2RMBH b.SL3/4RMBH c. SL5/6RMBH	
Microcirúrgico Suporte da agulha periodontal (Fig. 23-26)	Suporte de microagulhas schlee (NHSLSCHLEE)		• Bloqueio para fixar firmemente a agulha • Pode ser guiado através de grosseiro tecido gengival com controlo aderência pressão • A forma esguia permite-lhes chegar longe para áreas interproximais.
Pinça de sutura microcirúrgica			- Pode agarrar facilmente as micro-suturas que podem ser rasgadas com cirúrgicos fórceps de sutura
Tesoura (Fig. 31-34)	a. Micro-vannas tesouras para tecidos b.tesouras Goldman-		- Corte suave de tecidos finos e grossos - Trauma reduzido nos

	fox c. Tesoura de ligadura FD252R		tecidos
Microsuturas	6-0 a 10-0	Vicryl poliglactina (7-0 a 10-0) Poliamida Ethilon (7-0, 9-0) Prolene polipropileno (8-0, 10-0)	• Melhor fecho da ferida - Minimiza as lacunas ou espaços vazios na ferida, • Cicatrização rápida com menos inflamação pós-operatória, dor e risco de formação de cicatrizes
Agulhas microcirúrgicas	a. Agulhas de corte em sentido inverso com pontas de precisão b. Agulhas de espátula com micropontas.		- O rasto raso da agulha e a ponta precisa da agulha permitem uma aposição extremamente exacta e fecho da aba.

Tabela 7. Tipos e vantagens dos instrumentos microcirúrgicos.

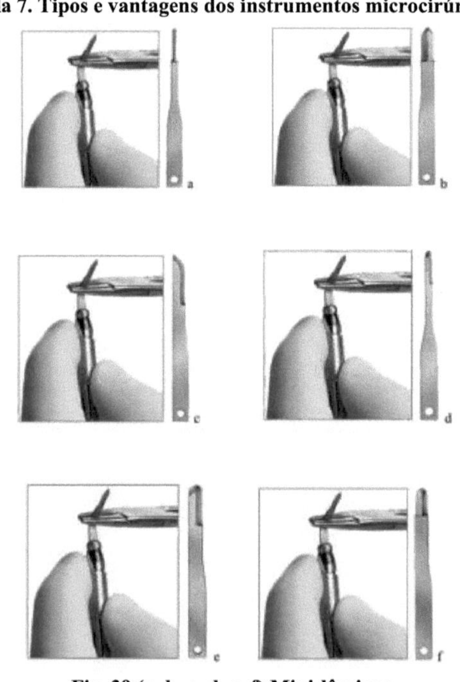

Fig. 39 (a, b, c, d, e, f) Mini-lâminas

Fig. 40. Punho da lâmina

MICRO ESPELHOS:

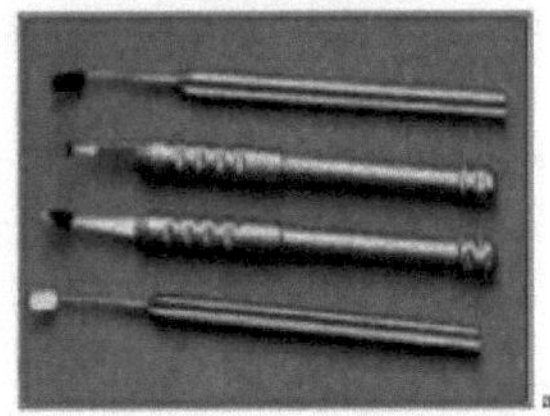

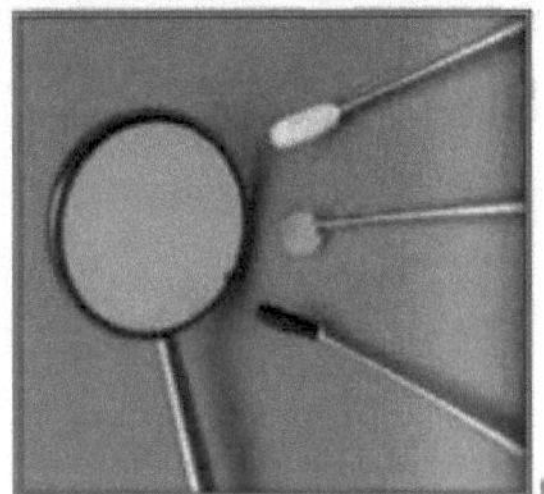

Fig. 41 MICROCHISELS:

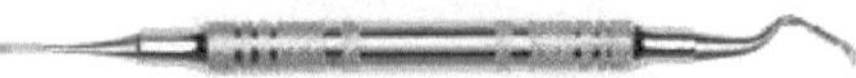

Fig. 42 Micro cinzel #1

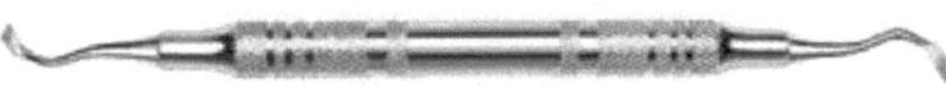

Fig. 43. Micro cinzel #2

MICRO ELEVADORES:

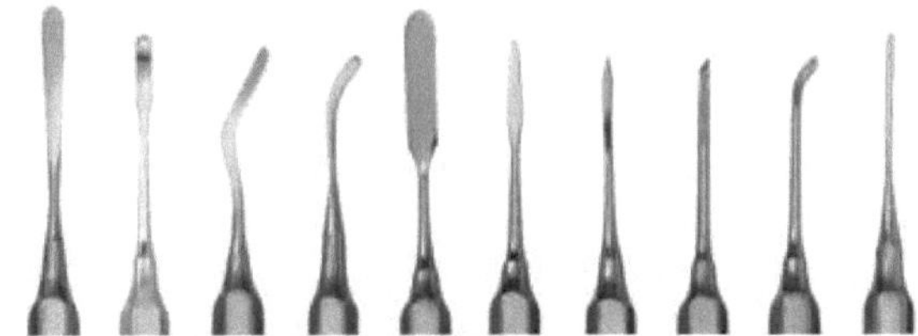

Fig. 44 Micro elevadores

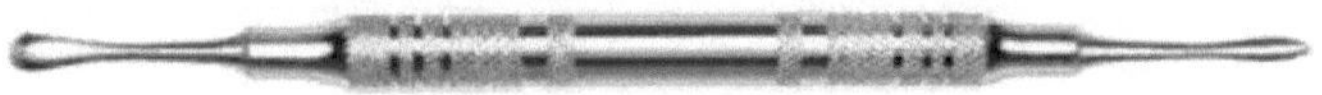

Fig. 45 Micro elevador #1

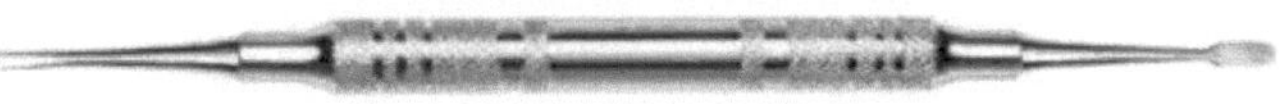

Fig. 46 Micro elevador #2

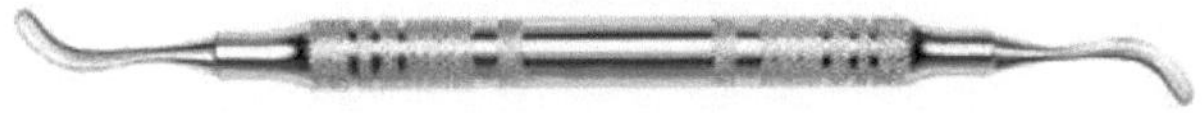

Fig. 47 Micro elevador #3

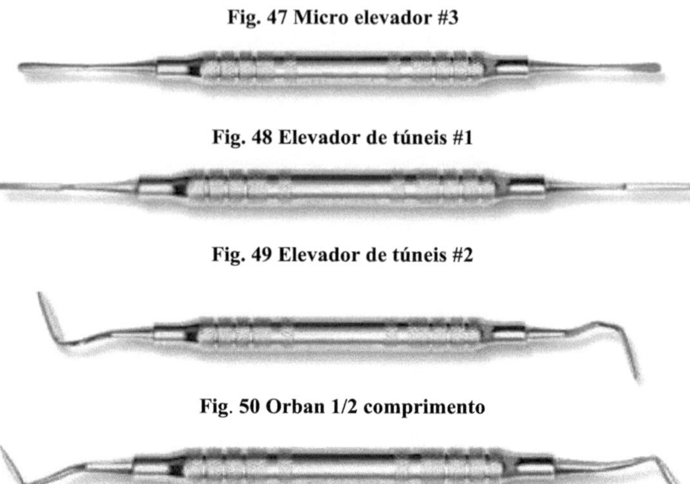

Fig. 48 Elevador de túneis #1

Fig. 49 Elevador de túneis #2

Fig. 50 Orban 1/2 comprimento

Fig. 51 Orban 1/2 curto

Ergonomia[81]

A vantagem clínica mais significativa da microcirurgia é a possibilidade de alta ampliação e, por conseguinte, a geração de informação visual precisa e objetiva. A ampliação obtida pelo microscópio operatório permite ampliações que variam de 2 a 40 vezes a olho nu, permitindo ao dentista ter um aumento exponencial da informação visual. Para utilizar e aplicar esta informação na prática diária, é vital que o cirurgião desenvolva e mantenha uma excelente posição de trabalho (ou postura) e pratique uma boa ergonomia.

Posição de trabalho

A posição de trabalho tem duas componentes fundamentais: a postura mecânica e a postura fisiológica.

I. Postura mecânica

A postura mecânica refere-se à posição músculo-esquelética do cirurgião durante o tratamento. O objetivo é reduzir o efeito que a gravidade tem sobre o operador, permitindo uma redução da atividade muscular desnecessária e, consequentemente, aumentando a precisão cirúrgica. A cadeira microcirúrgica ideal permite a adaptação à estrutura e ao sistema músculo-esquelético específico do operador. A cadeira deve ter uma altura e ângulo de assento ajustáveis, apoio para as costas e apoios para os braços (Fig. 52). As posições ideais da cadeira são determinadas pelo conforto, pela atividade muscular mínima e pela circulação sanguínea. Além disso, devem ser seguidas as recomendações básicas, que permitirão ao operador obter os resultados cirúrgicos mais exactos.

- O cirurgião deve ter os dois pés apoiados no chão e afastados à largura dos ombros (Fig. 53).
- A posição dos pés deve permitir que os calcanhares fiquem alinhados com os joelhos ou à frente destes (Fig. 52a).
- Os joelhos devem ser dobrados num ângulo superior a 90 graus e posicionados à largura dos ombros (Figs. 52b e 53).

- O ângulo do assento deve permitir que o tronco, a anca e as pernas fiquem numa posição com um ângulo superior a 90 graus. Para conseguir esta posição, incline a parte da frente da cadeira para baixo, o que elevará a parte de trás da cadeira. Foi sugerido um ângulo de assento de 15 graus (Fig. 52c).
- O encosto proporciona um apoio mais significativo quando está posicionado mais alto. Quando o encosto é levantado, o apoio para o peso do tronco é aumentado (Fig. 52d). Os encostos inferiores apoiam apenas a região lombar.
- Os apoios de braços são imperativos para trabalhar com pormenores finos e reduzir o tremor fisiológico. Vários estudos demonstraram as inúmeras vantagens dos apoios de braços. Em primeiro lugar, proporcionam uma redução significativa na amplitude e frequência do tremor fisiológico. Um aumento do tremor fisiológico está diretamente relacionado com o aumento da atividade dos membros superiores do operador. Em segundo lugar, a posição do apoio de braços assegura que os braços repousam ao lado do tronco, evitando qualquer tensão ou atividade muscular na parte superior do corpo. Esta posição determinará a altura dos apoios para os braços. Os cotovelos não devem tocar nos apoios de braços para evitar qualquer pressão sobre o nervo ulnar. Recomenda-se que os apoios para os braços mantenham uma distância adequada do encosto para não tocarem nos cotovelos (ver Fig. 52e).

Microscópio operatório

Quando o cirurgião encontrar uma posição com o máximo de conforto e o mínimo de atividade e tensão muscular, o microscópio cirúrgico deve ser colocado numa posição de trabalho. Quando o pescoço e a cabeça estão alinhados com a parte superior do tronco e a coluna vertebral, esta posição provoca um stress mínimo nos músculos desta região. As oculares devem estar ao nível dos olhos, com o menor ângulo possível entre a cabeça e o pescoço (Fig. 55). Idealmente posicionada num ângulo de 0 graus, a cabeça tem um peso aproximado de 10 a 12 libras (Fig. 44a). medida que o operador inclina a cabeça e aumenta o ângulo do pescoço (variando de 0 a 60 graus), existe uma relação direta de aumento da carga sobre a coluna cervical e o sistema músculo-esquelético (Figs. 54b a 54e).

Lupas prismáticas

Se a opção preferida for a utilização de lupas de ampliação, é necessário considerar a importância de uma adaptação correta do equipamento ao operador. Os ajustes da distância interpupilar e da distância focal são essenciais para o conforto visual e para uma postura o mais adequada possível. Mesmo com estas precauções, o efeito do peso do equipamento na cabeça do operador é inevitável devido à inclinação necessária para focar o objeto de trabalho (Fig. 56). Tempos de trabalho mais longos podem causar fadiga muscular no operador, quando comparados com a utilização do microscópio operatório (ver Figs. 54b e 54c).

Segurar os micro-instrumentos

A técnica da pega em lápis é a forma ideal e mais precisa de segurar os microinstrumentos. Esta preensão envolve o polegar e o indicador a abraçar o instrumento e o dedo médio a apoiá-lo. A parte distal do instrumento é apoiada pela correia entre o polegar e o indicador (Fig. 57). A porção distal do instrumento é suportada pela correia entre o polegar e o indicador (Fig. 57).

II. Postura fisiológica

A postura fisiológica inclui a frequência cardíaca, a pressão arterial e a frequência respiratória. Estes factores influenciam diretamente a precisão e a exatidão do procedimento microcirúrgico. Estão interligados e influenciam-se mutuamente. A respiração é fundamental. A respiração abdominal, também conhecida como respiração diafragmática ou respiração profunda, ocorre quando o ar entra lenta e uniformemente no nariz e enche os pulmões com a elevação da parte inferior do abdómen. Este tipo de respiração promove uma troca completa de oxigénio. Ao utilizar a respiração abdominal, pode resultar numa diminuição do ritmo cardíaco e numa diminuição ou estabilização da pressão arterial. A respiração diafragmática tem sido associada a um aumento da atenção e a uma redução do stress em adultos saudáveis. A aplicação destas técnicas de respiração à microcirurgia pode melhorar as capacidades do cirurgião.

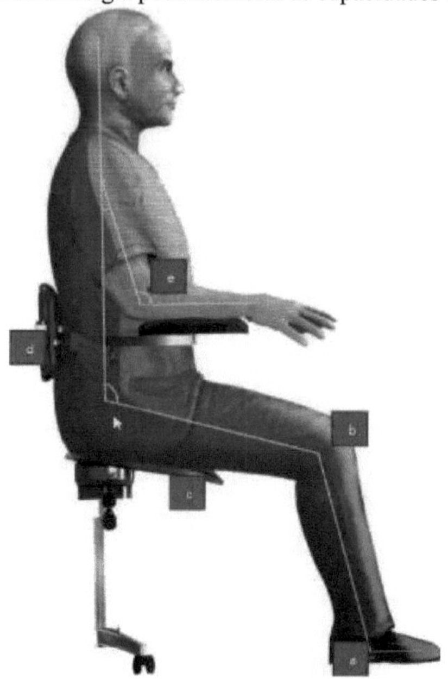

Fig. 52 (a a e) Cadeira microcirúrgica ajustável com o operador na posição de trabalho ideal.

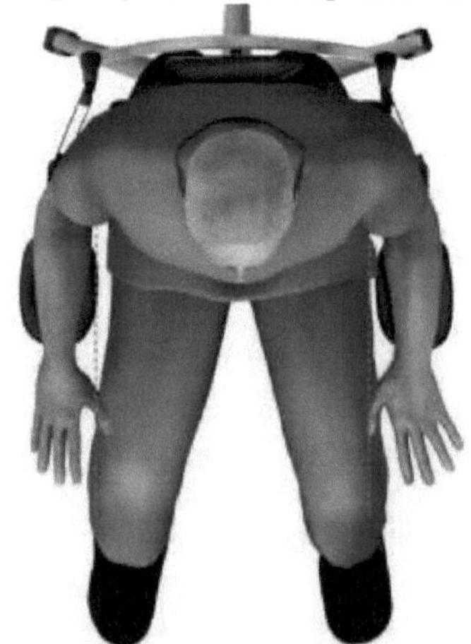

Fig. 53 Vista aérea do operador sentado na cadeira, com a distância entre as pernas correspondente à largura dos ombros.

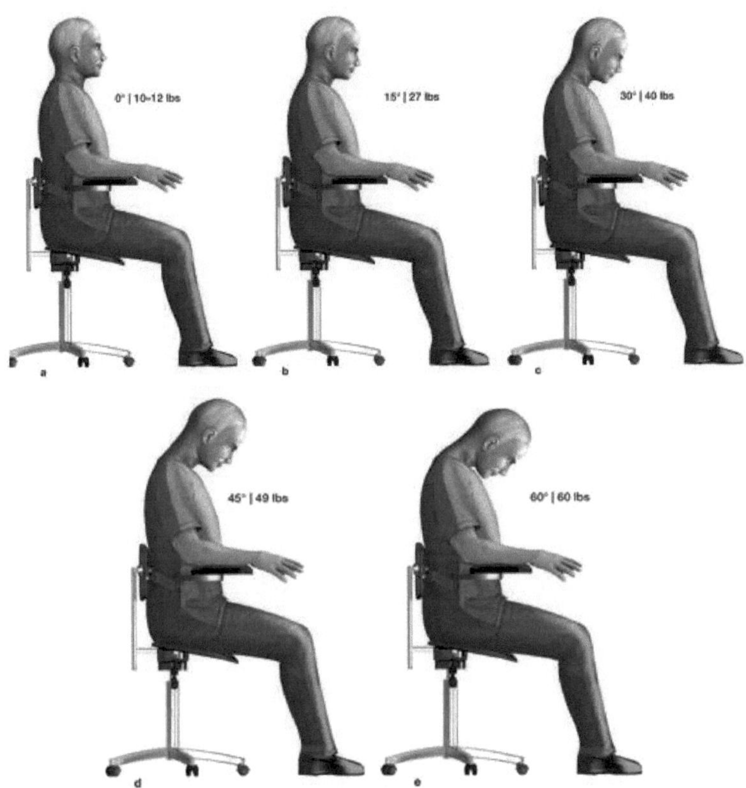

Fig 54 (a a e) Influência do ângulo do pescoço no peso da cabeça sobre a coluna cervical e o sistema sistema músculo-esquelético.

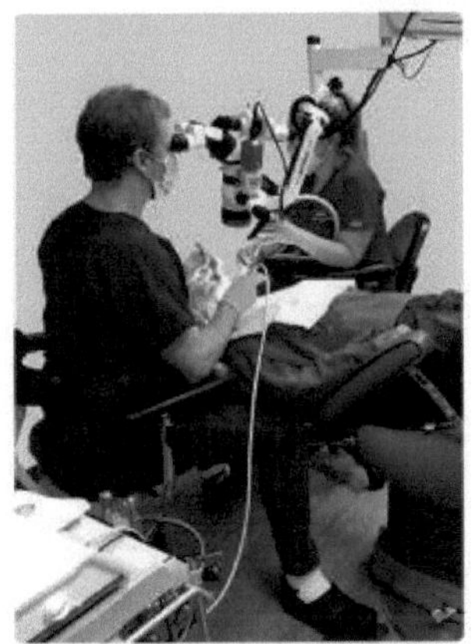

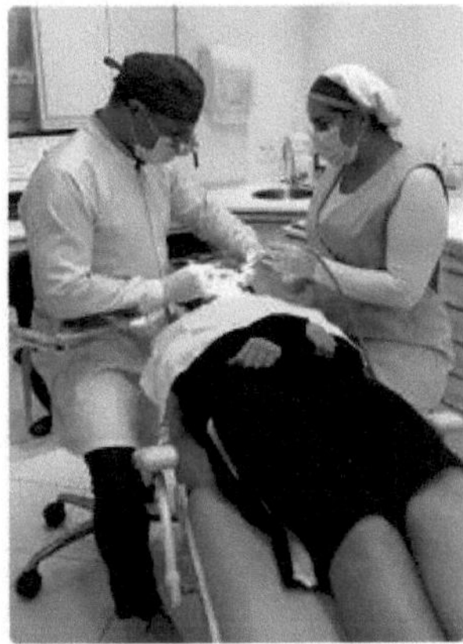

Fig. 55 Posição de trabalho ideal do operador Fig. 56. Operador com lupas de aumento em Com microscópio operatório Posição de trabalho

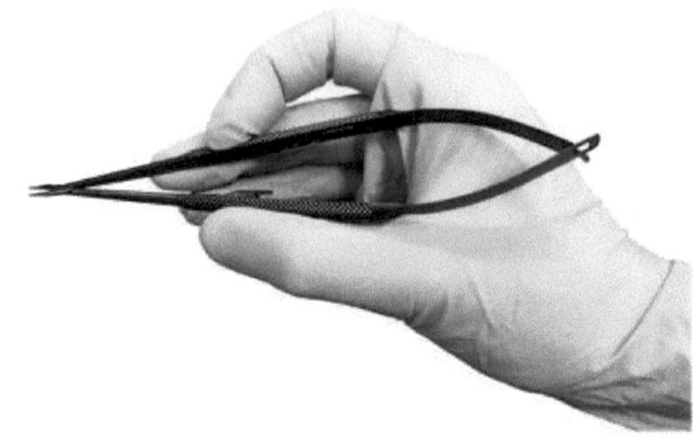

Fig. 57 Pega do microinstrumento utilizando a técnica da pega de lápis.

CAPÍTULO 5

PAPEL DO MICROSCÓPIO NA TERAPIA PERIODONTAL NÃO CIRÚRGICA

O meio mais comum utilizado para diagnosticar a doença periodontal é o exame visual, assistido por uma sonda periodontal e radiografias. A sonda periodontal fornece uma leitura quantificada dos danos nos tecidos periodontais e as radiografias permitem a visualização de algumas das estruturas não visíveis por visão direta, especialmente o osso interproximal.

A sondagem é efectuada com uma precisão de cerca de meio milímetro. Este grau de precisão é facilmente obtido sem uma ferramenta de ampliação. No entanto, a ampliação permite uma leitura mais cómoda e rápida das marcações da sonda e uma melhor iluminação do campo operatório se for adicionado um gerador de luz. Mas a deslocação de um dente para outro requer uma grande profundidade de campo e uma ampliação elevada iria contra essa necessidade. Além disso, o operador necessita de uma grande liberdade de movimentos (para avançar de um quadrante ou de um lado da boca para o outro) e a utilização de um microscópio não é provavelmente útil, se não mesmo contraproducente. Nesse caso, as lupas são mais adequadas para essas tarefas.

Quanto ao exame radiográfico, também aqui as lupas permitirão uma leitura suficientemente exacta da informação contida na película. Além disso, as radiografias estão a tornar-se cada vez mais digitais e é possível fazer o zoom desejado nas zonas específicas de interesse. Neste caso, é a resolução do captor, e a do ecrã, que será o fator limitante da precisão do diagnóstico.

Por conseguinte, parece que o microscópio não contribui significativamente para a fase de diagnóstico inicial da doença periodontal. No entanto, durante o exame visual complementar para investigar possíveis causas locais de maior gravidade ou resistência da doença ao tratamento, o microscópio pode ser uma ferramenta útil. Por exemplo, todo o seu potencial entra em jogo quando se tenta visualizar fissuras ou fracturas radiculares que possam conduzir a um defeito periodontal localizado. Também permite uma avaliação muito mais refinada das margens de uma restauração dentária e determinar se estas margens podem ou não constituir um nicho bacteriano significativo. Após a terapia periodontal inicial, o microscópio operatório dentário (MO) permite ao operador localizar mais eficazmente quaisquer elementos irritantes remanescentes, como uma espícula de cálculo ou uma pérola de esmalte, que possam explicar a perda, ou a persistência da perda, da ligação epitelial numa zona específica.

Da mesma forma, parece razoável afirmar que a raspagem, um dos principais componentes do tratamento da doença periodontal, pode ser efectuada muito confortavelmente utilizando apenas lupas. A utilização do microscópio e da sua maior ampliação e iluminação poderia então ser limitada para avaliar o resultado do procedimento em zonas mais severamente atacadas ou mais críticas, como as furcações, e possivelmente para completar o trabalho nesses locais. No entanto, a persistência de placa bacteriana e de cálculo nas superfícies radiculares após os procedimentos de destartarização tem sido frequentemente descrita na literatura científica. Paralelamente, numerosos estudos demonstraram que este procedimento apresenta uma melhor remoção de depósitos se for efectuado com uma exposição de retalho. Esta melhoria tem sido associada a uma melhor acessibilidade às superfícies, mas sobretudo a uma melhor visibilidade. Assim, parece legítimo inferir que melhorar ainda mais a visão, através de uma ferramenta de ampliação mais potente, favoreceria um resultado ainda melhor. Além disso, se a visão e a remoção de depósitos fossem melhoradas na fase inicial do tratamento, a probabilidade de necessitar de tratamentos cirúrgicos subsequentes seria reduzida, e com ela todas as desvantagens associadas aos procedimentos cirúrgicos. É, portanto, decisão do dentista efetuar a fase inicial de destartarização sob ampliação microscópica, em função da gravidade da doença, da sua resistência aos tratamentos anteriores, se os houver, e da dificuldade de acesso visual ao local. A ampliação irá naturalmente aumentar a duração do procedimento, pelo que o médico deve avaliar cuidadosamente a relação custo/benefício para o doente. Poderíamos modular esta afirmação dizendo que, mais do que a necessidade de ampliação, é sobretudo a necessidade do próprio procedimento que tem de ser cuidadosamente avaliada. Tem sido referido que muitos dos procedimentos aceites como tratamento padrão carecem, na realidade, de apoio científico adequado para serem totalmente recomendados e que, pelo menos, a sua frequência deve ser reavaliada. Se esse tratamento for realmente necessário, então devemos realizá-lo com o maior controlo possível para evitar qualquer efeito destrutivo e, por conseguinte, a ampliação deve ser um padrão de cuidados. Por exemplo, a raspagem de superfícies, com ou sem retalho, é mais sensível à técnica do que parece. Qualquer que seja a técnica utilizada (manual, sónica, ultra-sónica, instrumentos rotativos) pode ter efeitos prejudiciais nas estruturas. A realização do procedimento com grande ampliação permite um feedback instantâneo sobre o efeito do tratamento nos elementos que queremos remover, bem como nos elementos que queremos manter intactos. Isto também contribui para uma verdadeira experiência de aprendizagem sobre como utilizar os instrumentos da forma mais eficiente e menos traumática possível.

Contribuição do microscópio na erradicação de factores locais[82]

A erradicação da placa dentária e do depósito de cálculo não é o único objetivo da fase inicial do tratamento. De facto, a eliminação de todos os potenciais nichos bacterianos que possam induzir ou manter um problema periodontal também faz parte do mesmo. O recontorno de uma restauração com mau contorno, especialmente nos espaços interdentários, é um exemplo desse objetivo. Mas esta não é de forma alguma uma tarefa fácil, especialmente se se quiser manter afastadas as estruturas saudáveis circundantes. Por exemplo, a utilização de peças de mão de movimento alternado ajuda a aproximar-se desse objetivo, mas essas ferramentas só podem expressar todo o seu potencial quando utilizadas em conjunto com uma ampliação adequada. De facto, o olho humano tem uma acuidade de cerca de 150-200 μm. Assim, os defeitos de menor dimensão não são visíveis, mas representariam nichos de dimensão significativa à escala bacteriana. E os danos nas estruturas circundantes (fixação epitelial e cimento predominantemente), a não ser que sejam importantes, não seriam percebidos pelo operador e, portanto, provavelmente não seriam evitados na sua prática.

A endoscopia periodontal foi desenvolvida no final da década de 1990 e apresenta uma tecnologia de vídeo digital miniaturizada que permite ao operador visualizar diretamente o ambiente subgengival durante o desbridamento numa bolsa intacta, sem necessidade de incisão cirúrgica. O endoscópio é constituído por fibras de vidro (com menos de 1 mm de diâmetro) incorporadas numa bainha de plástico descartável inserida subgengivalmente. A imagem da ponta é mostrada num monitor, ampliada vezes, permitindo ao clínico avaliar melhor a área subgengival, especialmente os restos de cálculo subgengival e biofilme.

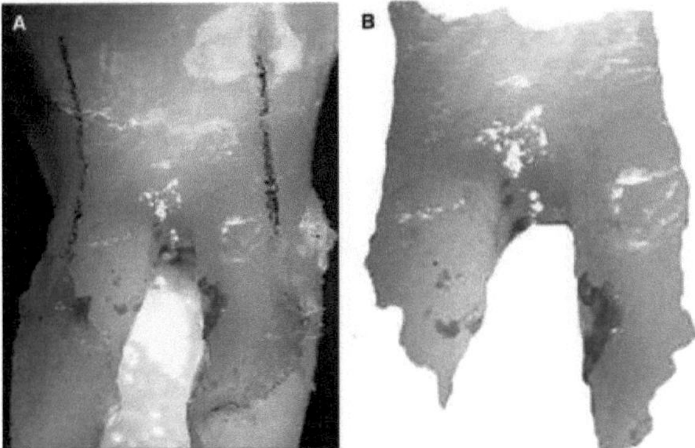

Fig. 58 A) Imagem em escala de cinzentos de oito bits da superfície da raiz facial. B) A área total da superfície radicular de interesse desde a JCE até ao nível de inserção. O cálculo residual é aparente em ambas as raízes e dentro da furca.

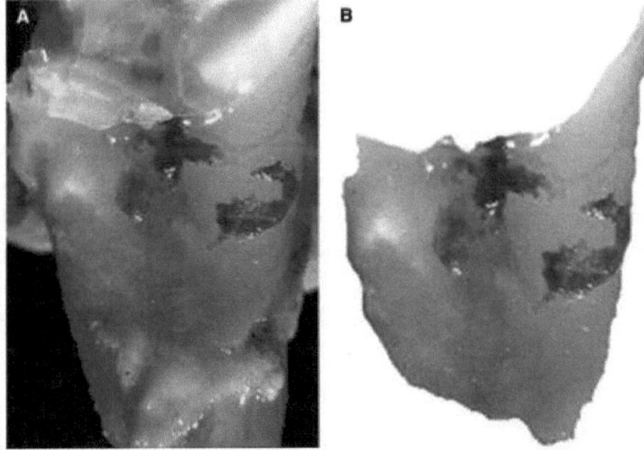

Fig. 59 A) Imagem em escala de cinzentos de oito bits da superfície da raiz da furca após fratura da raiz em laboratório. B) A área total da superfície radicular de interesse desde a linha de fratura até ao nível de fixação. O cálculo residual é aparente apicalmente à linha de fratura.

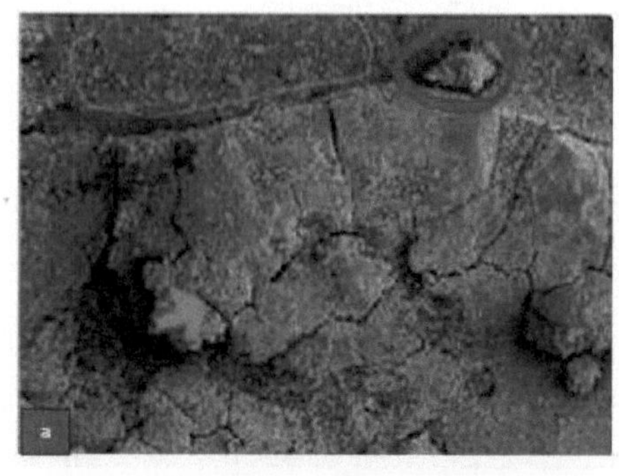

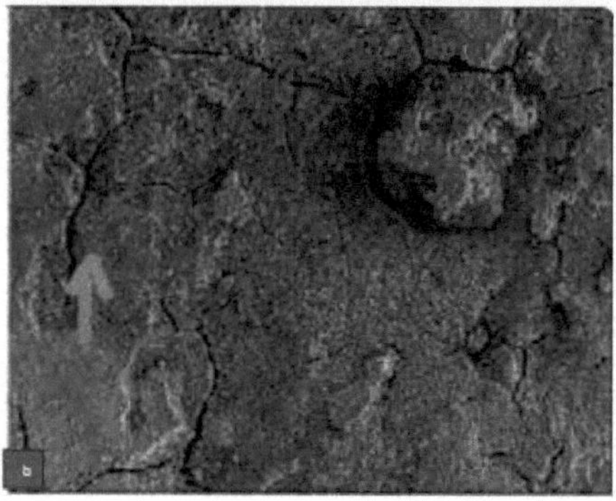

Fig. 60 Imagem de microscópio eletrónico de varrimento (100x) A) Antes da planificação radicular, mostra a presença de smear layer, cálculo residual, perda de estrutura dentária e perda de rugosidade. B) Após o planeamento radicular, não apresenta camada de esfregaço visível, nenhum cálculo residual incorporado e ligeira perda de substância dentária com alguma perda de rugosidade. (Cor vermelha - cálculo residual, cor laranja - perda de substância dentária, cor verde - perda de rugosidade)

CAPÍTULO 6

MICROSURGICO TÉCNICAS DE ENRAIZAMENTO COBERTURA

A cirurgia plástica periodontal e peri-implantar reúne um conjunto de técnicas capazes de proporcionar previsibilidade no tratamento de defeitos de tecidos moles, como recessões gengivais, alteração de papila, perda de espessura e altura em áreas edêntulas, assimetria da margem gengival e contorno inadequado ao redor de implantes. Os procedimentos de recobrimento radicular são os mais desafiadores, pois exigem o preparo da superfície radicular e o domínio de protocolos cirúrgicos ricos em detalhes e muito sensíveis a falhas. A exigência estética atual requer precisão no planeamento e execução cirúrgica, bem como a qualidade do padrão de cicatrização.[83]

As elevadas expectativas estéticas dos pacientes alteraram os critérios de avaliação do sucesso das cirurgias de recobrimento radicular e de contorno peri-implantar. Até há poucos anos, clínicos e investigadores consideravam como resultados de sucesso o recobrimento radicular total (margem gengival localizada na junção cemento-esmalte [JCE]) com uma profundidade de sulco gengival saudável (< 2 mm), presença de tecido queratinizado e ausência de hemorragia à sondagem.[84] Hoje em dia, para além dos aspetos quantitativos, procura-se a satisfação do paciente com aspetos qualitativos, incluindo a integração da cor e textura dos tecidos, o contorno adequado dos tecidos marginais (periodontais e peri-implantares) e o tipo de cicatrização.[85]

Na literatura periodontal, a quantidade de cobertura radicular num procedimento cirúrgico é medida em termos da percentagem de superfície coberta e da percentagem de cobertura radicular completa. A primeira avaliação refere-se à percentagem de área radicular previamente exposta agora coberta com tecido mole após o período de cicatrização. A segunda avaliação refere-se apenas aos defeitos que obtiveram cobertura total, o que significa que a margem de tecido mole após a cirurgia está no nível ou coronal à JCE. A área mais coronal de uma raiz exposta é geralmente a parte visível da recessão gengival quando o paciente sorri; portanto, a sua persistência após a cirurgia pode ser considerada um fracasso estético. Assim, em um paciente com alta exigência estética, o objetivo do procedimento cirúrgico deve ser a obtenção de um recobrimento radicular completo, sem cicatrizes e com perfeita integração da cor e textura da área recoberta.[86] Está bem documentado que o retalho avançado coronalmente (CAF), associado a um enxerto de tecido conjuntivo subepitelial (SCTG), é o padrão ouro para o tratamento de recessões gengivais quando se busca um recobrimento radicular completo. Há fortes evidências de que o CAF combinado com o SCTG muda um fenótipo periodontal fino para um fenótipo mais espesso, dando ao periodonto mais resistência à retração.[87]

As técnicas cirúrgicas e a manipulação suave do retalho influenciam os resultados finais da cobertura radicular e peri-implantar, independentemente da escolha do SCTG ou de outros biomateriais substitutos de tecidos moles. A divisão atraumática do retalho e a estabilização subsequente são elementos essenciais para resultados mais rápidos e previsíveis. A espessura do tecido mole pode influenciar a escolha de um retalho de espessura total ou parcial.[88] O retalho de espessura total incorpora todas as camadas de tecido mole que cobrem o osso (epitélio, tecido conjuntivo e periósteo); portanto, sua espessura é definida pelas dimensões gengivais (ou da mucosa peri-implantar) preexistentes. Consequentemente, esta abordagem permite a elevação de retalhos mais espessos em comparação com retalhos de espessura parcial. No entanto, devido à exposição óssea, gera maior atividade osteoclástica e, consequentemente, maior reabsorção óssea.[88] Por outro lado, a obtenção do retalho de espessura parcial proporciona mobilidade ideal, reduz a tensão dos tecidos adjacentes e garante melhor suprimento sanguíneo do retalho.[90] Além disso, a manutenção do periósteo e de finas camadas de tecido conjuntivo sobre o osso cria um sítio recetor que melhora o suprimento sanguíneo do retalho, do periósteo e do enxerto.[88] Do ponto de vista cirúrgico, a espessura ideal deve ser igual ou superior a 0,8 mm, necessária para a divisão do retalho e para garantir a nutrição necessária à sobrevivência do tecido. Também é particularmente importante evitar que as bordas do retalho fiquem muito finas ou com incisões em bisel.[91]

Na cirurgia convencional, recomenda-se colocar a margem gengival de 1,5 a 2,0 mm para além do limite desejável de cobertura radicular para compensar a contração pós-operatória esperada. Desta forma, é mais provável que a margem gengival cicatrize ao nível da JCE. A presença ou ausência de remanescentes de tecido queratinizado na margem da recessão gengival pode ser um fator complicador ou modificador da técnica cirúrgica. Os autores recomendam que, com uma altura menor ou igual a 1 mm, a técnica de tunelização modificada (para defeitos múltiplos) ou CAF com SCTG (para defeitos únicos e múltiplos) deve ser a técnica de escolha, pois ambas buscam favorecer a nutrição tecidual e evitar a contração da ferida. Quando a altura do tecido queratinizado é superior a 2 mm, o CAF pode ser usado sozinho, sem o enxerto. Para uma faixa queratinizada entre 1 e 2 mm de altura, a espessura gengival define a técnica.[92]

A anatomia da abóbada palatina desempenha um papel essencial durante a remoção do enxerto. Assim, pode haver uma grande variação na seleção do local doador (entre a face distal do canino e a face mesial do segundo molar ou tuberosidade), no método utilizado para a remoção do enxerto (técnica de alçapão, incisões paralelas ou enxerto gengival desepitelizado) e na composição celular do enxerto.[87]

A cicatrização da ferida cirúrgica depende da formação precoce do coágulo sanguíneo e da sua adesão para suportar as forças mecânicas que actuam na interface entre o retalho e as superfícies opostas da ferida (raiz ou implante), evitando a contaminação. Assim, a estabilização tecidual e a aproximação dos retalhos através de técnicas de sutura, sempre realizadas com o mesmo protocolo, são essenciais. A cicatrização por intenção primária é um fator de sucesso crucial na cirurgia plástica periodontal e peri-implantar, na qual são frequentemente utilizados enxertos autógenos ou diferentes biomateriais para corrigir defeitos dos tecidos moles. Dada a importância do padrão de cicatrização para o sucesso de qualquer cirurgia reconstrutiva, é clinicamente essencial identificar e controlar os factores envolvidos no processo de cicatrização de feridas, de forma a aumentar a previsibilidade cirúrgica. A técnica precisa, desde o contorno e desenho da incisão até às suturas, deve centrar-se na obtenção do melhor fornecimento de sangue possível, bem como na estabilidade dos tecidos[93].

Apesar do consenso atual entre os cirurgiões quanto aos parâmetros clínicos e cirúrgicos

(Tabela 8), as técnicas convencionais (macrocirúrgicas) muitas vezes não permitem os melhores resultados, estando limitadas às condições favoráveis do paciente, como o fenótipo periodontal espesso, o remanescente de tecido queratinizado e o tipo de defeito.[88] As técnicas de manipulação e sutura do retalho evoluíram nas últimas três décadas, e muitos desses avanços estão relacionados ao desenvolvimento de novos microinstrumentos e ao uso da magnificação.[86] O uso desses dispositivos permite procedimentos menos traumáticos e mais refinados, excelente estabilidade do retalho e melhor cicatrização, desde a formação e manutenção precoce de um fino coágulo sanguíneo até o estabelecimento de um longo epitélio juncional e de um tecido conjuntivo de ligação à dentina previamente exposta. Por outro lado, o uso da ampliação por si só não pode garantir que os resultados serão melhores do que os obtidos com procedimentos cirúrgicos convencionais.[88]

	Macrocirúrgico	Microcirúrgico
Incisão inicial	Perpendicular aos tecidos, sempre que possível	Microincisão perpendicular na base das papilas e incisão sulcular na margem gengival do defeito
Tipo de aba	Espessura total para fenótipos finos e espessura parcial para fenótipos espessos fenótipos	Espessura parcial para fenótipos finos e espessos
Espessura ideal da aba	>0,8 mm	Pode ser inferior a 0,8 mm
Incisões de retalho	Retalhos sem incisões verticais relaxantes, quando possível	Retalhos sem incisões verticais relaxantes
Tensão da aba	< 0.4 g	< 0.4 g
Posição da margem tecidular pós-operatória	1,5-2,00 mm para além do nível planeado	Ao nível do planeamento.
Tamanho do enxerto	Pequena: altura igual ao defeito e espessura inferior a 2 mm	Dimensões standard: 5 mm de altura e 1 mm de espessura
Ausência de tecido queratinizado	Possibilidade de duas cirurgias	Só é necessária uma cirurgia
Suturas	4-0 ou 5-0	Microssuturas 6-0, 7-0 ou 8-0
Estabilização da ferida	Com suturas adequadas	com micro-suturas de aproximação e coaptação
Remoção de suturas	Após 10 dias	Após 5-7 dias

Tabela 8. Condições ideais para procedimentos macrocirúrgicos versus microcirúrgicos.

Princípios microcirúrgicos

Com base nos princípios microcirúrgicos e em mais de 20 anos de experiência clínica em microcirurgia plástica periodontal e peri-implantar, Dennis Shanelec e Leonard Tibbetts desenvolveram protocolos para microincisões, microssuturas e formação em técnicas microcirúrgicas.[76]

Microincisões[81]

A microincisão é o passo técnico mais importante nas microcirurgias.

Microincisão semilunar na base da papila

Os objectivos do desenho semilunar são permitir o acesso aos tecidos subgengivais, preservar a integridade das papilas, criar espaço para a passagem das agulhas e favorecer a abordagem precisa dos retalhos, tudo isto sem gerar excesso de tecido. As microincisões semilunares são realizadas com o bisturi Castroviejo e lâmina de aço carbono, com a lâmina posicionada a 90 graus em relação à superfície do tecido. A profundidade de penetração da lâmina na base da papila não chega a 1 mm e não toca no periósteo. Estas microincisões são divididas em coronal (CSM) e apical (ASM); (Fig. 61). A CSM determina o posicionamento do enxerto no nível ideal de cobertura da raiz/implante, seguindo o planeamento estético pré-operatório. O MAPE está relacionado com o deslocamento coronal do retalho, ou seja, quanto mais distante do MAPE, maior o seu movimento na direção coronal, de acordo com a profundidade do defeito. No caso de defeitos adjacentes simétricos, as microincisões CSM e ASM são paralelas e distantes uma da outra até ao ponto em que o retalho deve ser movido para o plano coronal (Fig. 61b). Para defeitos adjacentes assimétricos, a microincisão CSM continua a ser guiada pelo posicionamento ótimo do enxerto, enquanto a ASM é distanciada da CSM de acordo com a profundidade do defeito. Neste caso, a microincisão do MAP é a mais distante da microincisão do MCS na região de retração mais profunda (Figs. 61c e 61e). Assim, podemos compensar a necessidade de maior nutrição do enxerto nas superfícies da raiz/implante. Para defeitos simétricos e assimétricos, o enxerto pode ser completamente coberto pelo retalho (Fig. 61d) ou parcialmente exposto (Fig. 61f), desde que a maior parte de sua superfície receba dupla nutrição do periósteo e da porção interna do retalho.

Microincisão sulcular modificada

Realizada com o bisturi Castroviejo, a técnica de microincisão sulcular modificada (MSM) tem como objetivo remover apenas o epitélio do sulco gengival, preservando a ligação do tecido conjuntivo sem tocar na crista óssea (Fig. 62). A inclinação da lâmina pode variar de acordo com a profundidade do sulco. Num sulco pouco profundo, o ângulo da lâmina é mais aberto em relação à superfície da raiz (Fig. 62b), enquanto no sulco mais profundo, o ângulo da lâmina é mais fechado (Fig. 62c)

Microdivisão de lâminas

Após a realização das microincisões coronais (CSM), apicais (ASM) e sulculares (MSM), inicia-se a microdivisão do retalho a partir do ASM com a microblade 6961 (Surgistar; Fig. 63a). A microblade deve entrar na diagonal (paralela à superfície do epitélio) e aprofundada 1 mm apicalmente (Fig. 63b). Uma vez estabelecido o padrão de espessura, a lâmina é aprofundada a cada 2 mm ao longo do retalho até atingir a linha mucogengival (MGL; Fig. 63c e 63d). O objetivo é criar um retalho de espessura uniforme ao longo de todo o seu comprimento para favorecer uma aproximação precisa dos bordos quando se colocam as micro-suturas. O tecido epitelial entre o CSM e o ASM é removido com uma tesoura (Fig. 63e).

Microsuturas

Na microcirurgia, as micro-suturas dividem-se em duas fases - aproximação e coaptação - e cada uma tem as suas respectivas indicações.

Microssuturas de aproximação

As micro-suturas de aproximação destinam-se a aproximar os bordos do retalho, a estabilizar o enxerto no nível planeado de cobertura da raiz/implante e a eliminar a tensão dos tecidos. Esta fase requer suturas 6-0 e agulhas ^-circle com 15 mm de comprimento. Um nó duplo é seguido de dois nós simples.

- Aproximação lateral da papila: Indicada para conduzir o enxerto sob a papila em técnicas de microenvelope sem microincisões semilunares (Fig. 64) ou em casos de recobrimento radicular múltiplo em que as técnicas são combinadas. Em tecidos frágeis, são utilizadas suturas 7-0 ou 8-0.

• Microssutura contínua de uma papila: Destina-se a aproximar o local do retalho/enxerto/recipiente ao efetuar microincisões semilunares restritas a uma papila (Fig. 65).

• Microssuturas contínuas de duas papilas: Indicadas para situações cirúrgicas em que há necessidade de microincisões semilunares nas papilas mesial e distal (Fig. 66).

Microssuturas de coaptação

As micro-suturas de coaptação são complementares às micro-suturas de aproximação e visam adaptar estreitamente os bordos do retalho na base das papilas e definir o posicionamento exato do enxerto que estabelecerá o futuro zénite gengival. Além disso, favorecem a formação de um coágulo fino e estável nas interfaces retalho/enxerto/superfície (raiz/implante). São interrompidas; são utilizadas suturas 7-0 ou 8-0 com agulhas de 5 a 7 mm de comprimento.

• Base da papila: O objetivo é o encerramento primário da ferida cirúrgica (junta de topo) entre o retalho e a base da papila, procurando eliminar os espaços vazios nos tecidos. A agulha penetra no retalho (do epitélio ao tecido conjuntivo) e sai na base da papila sem transfixar o enxerto. (Fig. 67a).

• Retalho/enxerto: O objetivo é estabelecer o posicionamento ideal do enxerto, de acordo com o planejamento cirúrgico, definindo o futuro zênite gengival. Além disso, possibilita a formação de um coágulo fino e estável que leva à cicatrização por primeira intenção. A agulha penetra no retalho e depois transfixa o enxerto em metade da sua espessura. São efectuados três nós simples (Fig. 67b e 67c).

Microssuturas complementares

As micro-suturas complementares são micro-suturas auxiliares utilizadas em defeitos específicos e áreas de anatomia desfavorável. O objetivo é proporcionar uma excelente estabilidade na superfície do retalho/enxerto e favorecer a nutrição dos tecidos. Este tipo de sutura requer fio 6-0 e uma agulha ^-circle de 15 mm de comprimento. O primeiro nó é um nó duplo, seguido de dois nós simples.

• Redução do defeito: Estas micro-suturas são utilizadas em recessões gengivais/implantares profundas, com o objetivo de aproximar as margens do defeito, reduzir a tensão lateral dos tecidos e favorecer a nutrição do enxerto (Fig. 68a). Em seguida, são realizadas as micro-suturas de coaptação para obter o fechamento primário da ferida.

• Restrição muscular: Nos casos de vestíbulo pouco profundo, são frequentes as interferências musculares na margem do retalho. A agulha transfixa o periósteo em duas áreas, de modo a que os fios exteriorizados limitem a ação muscular (Fig. 68b)

• Contenção do frénulo labial: Após a aproximação e a microssutura de coaptação, realiza-se o teste de mobilidade labial, e avalia-se a estabilidade da margem do retalho. Em caso de interferência, essa sutura é indicada para neutralizar a ação do frênulo labial (Fig. 68c).

Posicionamento ideal do enxerto

A posição do enxerto sobre a superfície a ser recoberta (raiz/implante) deve favorecer sua adaptação, estabilidade, nutrição e cicatrização inicial. Além disso, a posição deve gerar uma anatomia funcional que garanta o resultado da cobertura a longo prazo.

• Raiz intacta favorável: Quando o limite da JCE está bem definido e a superfície radicular apresenta uma anatomia (ligeiramente convexa) com espaço suficiente para receber o enxerto e o retalho. Nestas condições, existe um perfil de emergência da coroa favorável à proteção periodontal funcional (Fig. 69). Note-se que a altura do enxerto não coincide com a altura da raiz exposta.

- Pilar personalizado: O pilar protético deve ser personalizado para proporcionar um espaço adequado para os tecidos moles, assegurando a sua estabilidade a longo prazo (Fig. 70a). As adaptações necessárias para a personalização do pilar são detalhadas mais adiante neste capítulo.
- Raiz excessivamente convexa: Quando o excesso de convexidade da raiz limita a adaptação do enxerto/ retalho, é necessário reduzir o seu volume com o uso de instrumentos rotatórios e manuais. Esta situação é frequente em caninos superiores e dentes posicionados vestibularmente. Após a obtenção do espaço necessário, a superfície deve ter uma anatomia ligeiramente convexa (Fig. 70b).
- Destruição coronal: Quando apenas o esmalte está comprometido, o limite da JCE deve ser restaurado de acordo com o planejamento estético antes do procedimento cirúrgico (Fig. 70c). Esse raciocínio é aplicável nos casos de destruição coronal, onde o limite da coroa protética devolve as condições favoráveis para receber o enxerto/ retalho.

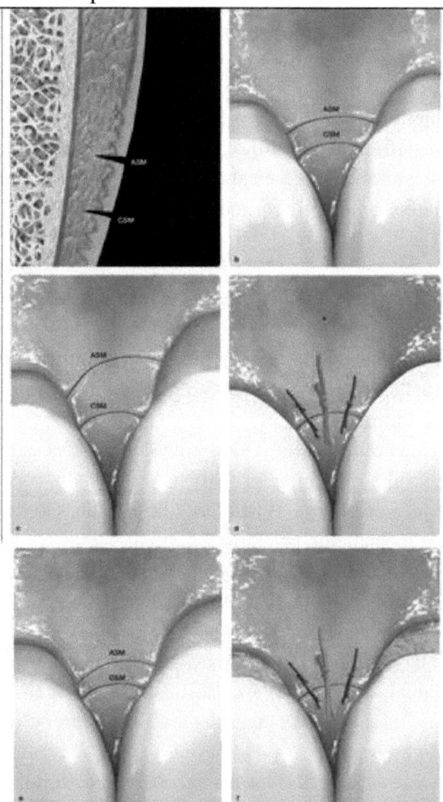

Fig. 61 (a) Secção sagital da papila mostrando as microincisões CSM e ASM perpendiculares à superfície do tecido e não atingindo o periósteo. (b) Microincisões semilunares paralelas para defeitos adjacentes simétricos. (c) Microincisões para defeitos adjacentes assimétricos em que o MAPE se encontra mais afastado do MAPE seguindo a profundidade do defeito. (d) O desenho semilunar permite uma aproximação precisa do retalho sem excesso de tecido. (e) Nos

defeitos mais profundos, as incisões ASM não podem ser efectuadas à mesma altura do defeito devido à limitação da mobilidade do retalho. (f) O enxerto pode ser parcialmente exposto, desde que a maior parte esteja coberta pelo retalho.

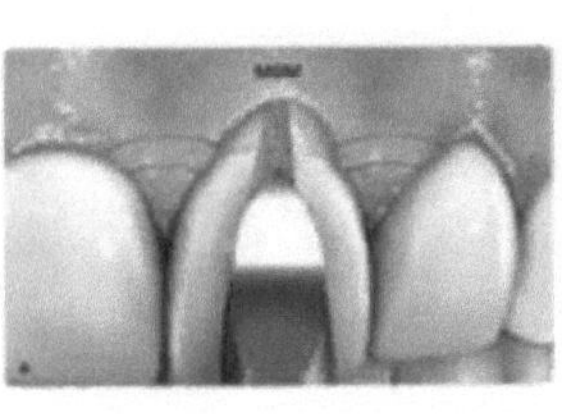
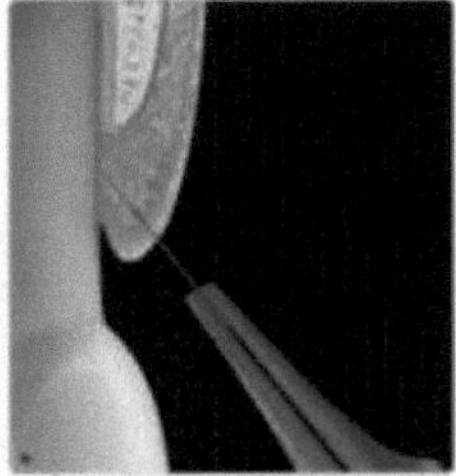
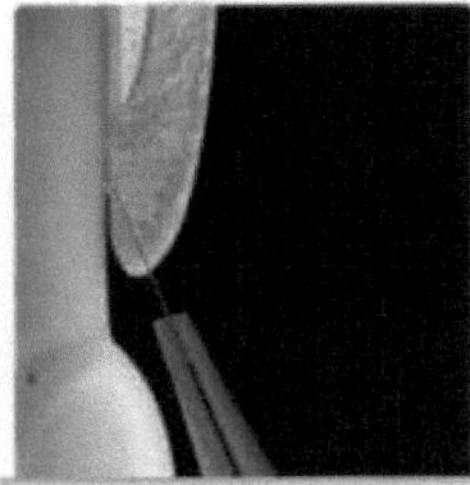

Fig. 62. Microincisão sulcular modificada (MSM). (a) Vista bucal da lâmina de bisturi Castroviejo penetrando na margem gengival. (b) Secção sagital da MSM em áreas pouco profundas. (c) Variação da posição da lâmina (aumento da angulação em relação ao longo eixo do dente) para remoção do epitélio num sulco profundo.

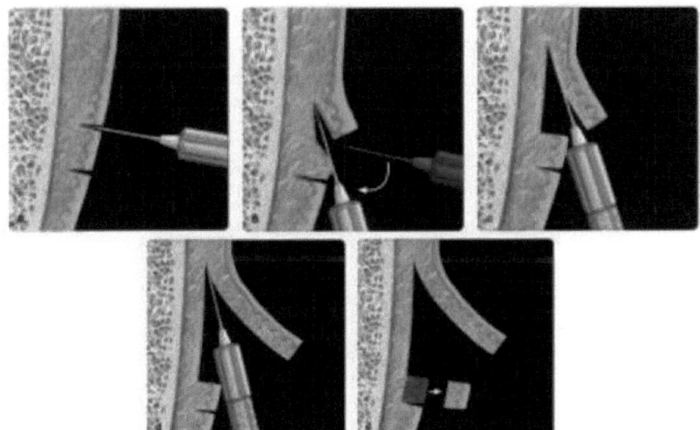

Fig. 63. Microdivisão do retalho. (a) Vista proximal da base da papila. A microlâmina é posicionada no ASM. (b) O cabo da microblade é movido na direção coronal para determinar a espessura do retalho, deixando os ângulos bem definidos a 90 graus. (c) A divisão do retalho é aprofundada a cada 2 mm, mantendo uma espessura uniforme do retalho. (d) A divisão deve ultrapassar o MGL, proporcionando uma mobilidade adequada do retalho. (e) O tecido epitelial entre a CSM e a ASM é removido com uma tesoura.

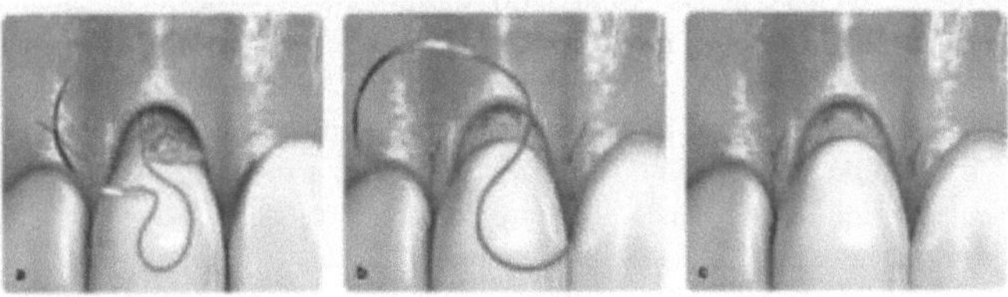

Fig. 64. Microssutura de aproximação lateral à papila. (a) A agulha penetra na base da papila (do epitélio ao tecido conjuntivo), passa através da borda do enxerto e sai no centro da papila (do tecido conjuntivo

ao epitélio), na posição onde o enxerto deve estar. O nó do cirurgião é então efectuado. (b) Aproximação lateral da microssutura da papila na mesial, seguindo a mesma sequência da papila distal. (c) Microssuturas finalizadas nas papilas mesial e distal.

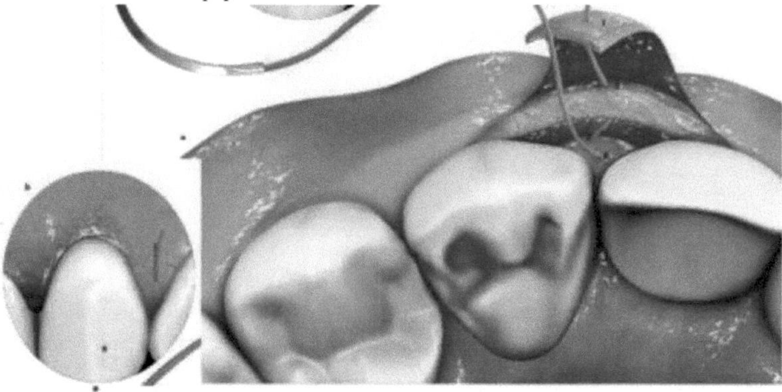

Fig. 65. Microssutura contínua de uma papila. (a) A sequência da passagem da agulha é restrita a uma única papila, passando através do retalho (do epitélio ao tecido conjuntivo) e da borda do enxerto, penetrando sob a base da papila e deixando a papila palatina, e retornando do palato para o centro da papila vestibular. O nó do cirurgião é então feito. (b) Aproximação do local do retalho/enxerto/recipiente.

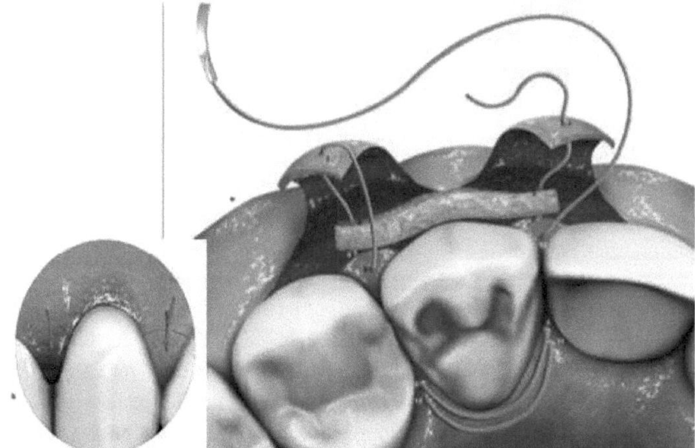

Fig. 66 Microssuturas contínuas de duas papilas. (a) A sequência da passagem da agulha envolve duas papilas. Começando com o retalho mesial (do epitélio para o tecido conjuntivo), a agulha penetra no bordo do enxerto sob a papila mesial e sai da papila mesiolingual; em seguida, a agulha passa da papila distolingual para o centro da papila distal, regressa através do retalho (do epitélio para o tecido conjuntivo) e do bordo do enxerto sob a base da papila distal, e sai da papila distolingual. Termina entrando na papila mesiolingual e saindo no centro da papila mesiobucal. O nó do cirurgião é então efectuado. (b) Aproximação do local do retalho/enxerto/recipiente.

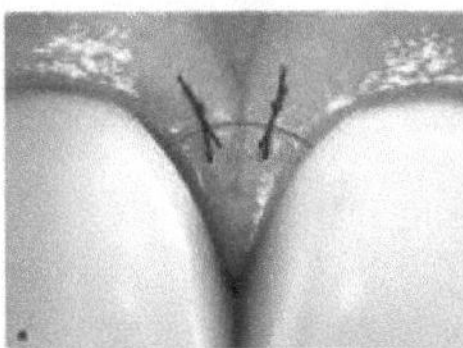
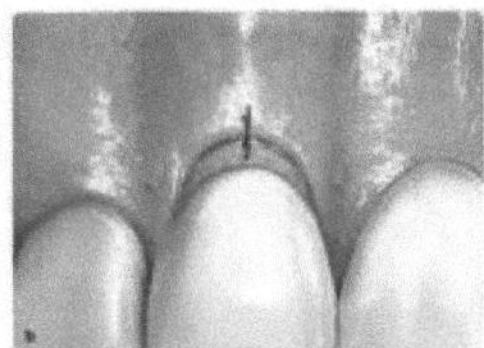
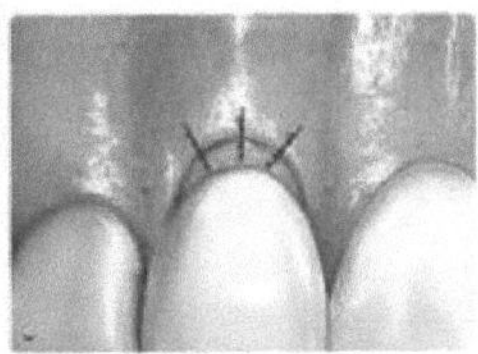

Fig. 67. Microssutura de coaptação. (a) Base da papila: A geometria dessas microssuturas busca uma orientação radial da base para o ápice da papila (fio azul). Assim, o retalho atinge a coaptação de forma semilunar, sem gerar excesso de tecido ou mesmo espaços vazios. O número de micro-suturas de coaptação é determinado pela largura da papila, sempre respeitando os princípios básicos estabelecidos no capítulo 3. (b e c)

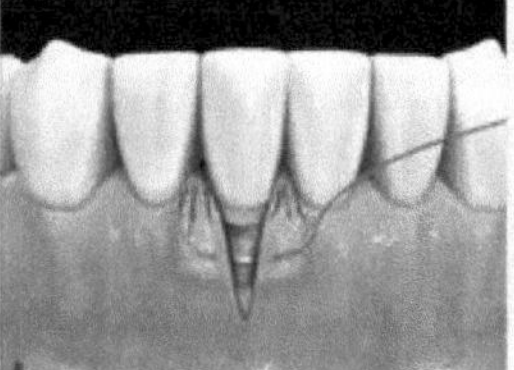
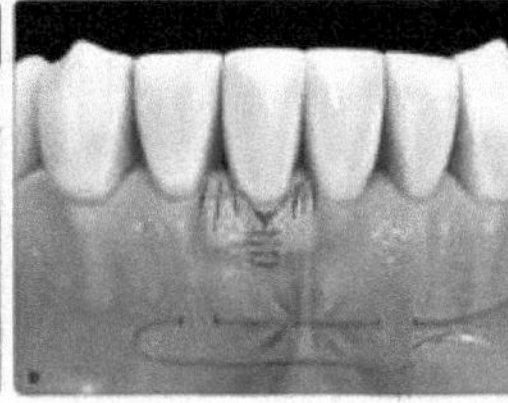
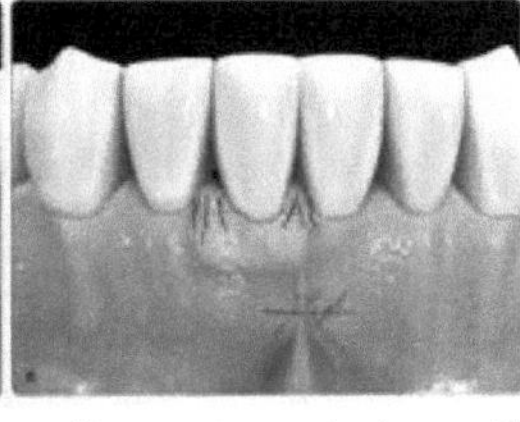

Fig. 68 Microssuturas complementares. (a) Redução do defeito: A agulha passa através dos retalhos sem
transfixando o enxerto, respeitando os princípios da geometria da microssutura. (b) Restrição muscular: Estas microssuturas são realizadas longe da área enxertada. A agulha entra e sai da mucosa que envolve o periósteo em ambas as extremidades. Após os nós, as suturas exteriorizadas limitam a ação muscular
do lábio. (c) Contenção do frênulo labial: A agulha entra e sai abaixo do limite inferior do enxerto e ao nível do frénulo labial.

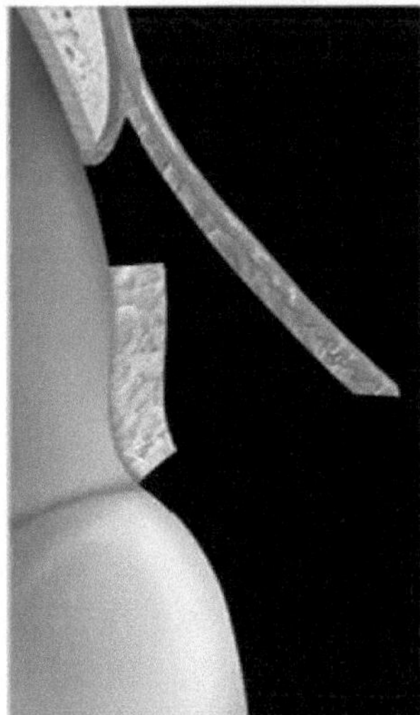

Fig. 69 Posicionamento ótimo do enxerto com uma raiz intacta favorável. O limite da JCE corresponde ao planeamento estético, e a superfície da raiz é favorável para receber o conjunto enxerto/ retalho.

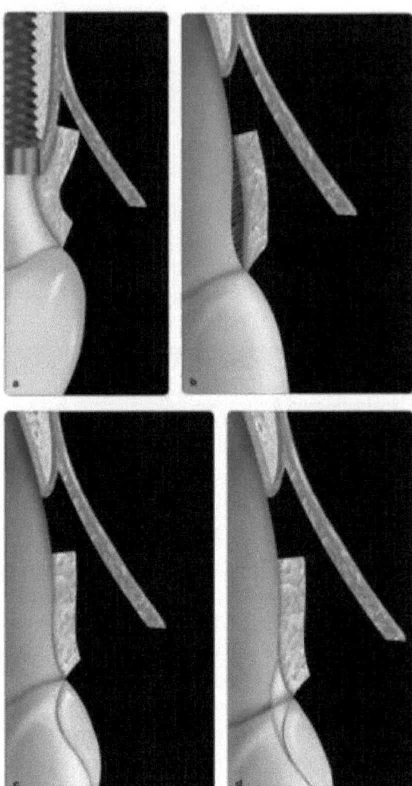

Fig. 70. (a) Pilar de implante personalizado com o desenho apropriado para receber o enxerto. A zircónia é o material ideal para a personalização do pilar protético devido à sua biocompatibilidade tecidular e vantagens estéticas. (b) Raiz excessivamente convexa. O contorno excessivo da raiz pode resultar num sobrecontorno indesejável da margem gengival após a cicatrização do tecido. (c) Destruição coronal. A restauração do esmalte comprometido deve preceder o procedimento cirúrgico, restabelecendo a referência da JCE. O mesmo princípio se aplica em casos de reconstrução total da coroa. (d) Destruição coronal/raiz. A restauração deve envolver tanto a coroa anatómica como a raiz, redefinindo o contorno adequado para receber o conjunto enxerto/ retalho.

CAPÍTULO 7

Técnicas Microcirúrgicas (Cases)

Classificações da recessão gengival

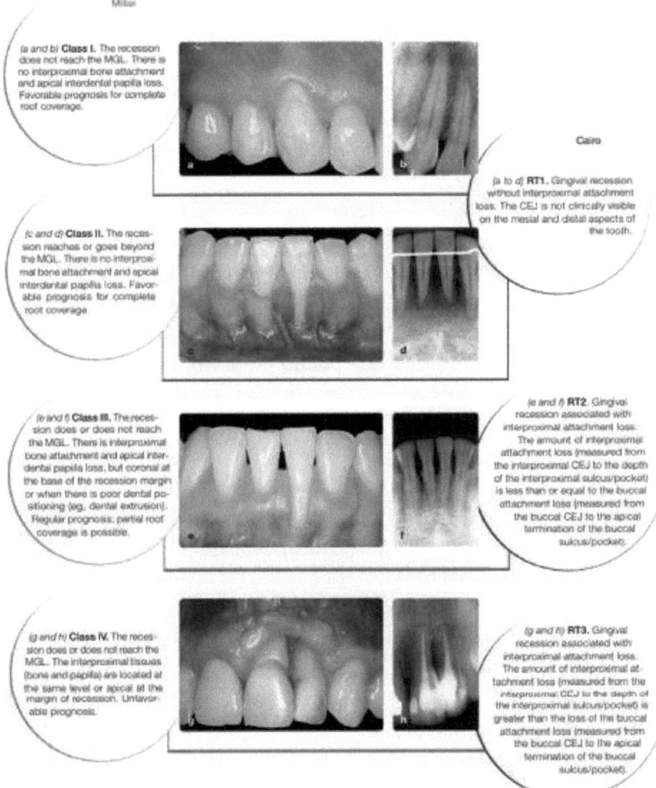

Fig. 71. Classificações de Miller[94] e Cairo[95] da recessão gengival.

Técnica de microenvelopes Ml e M2

A cirurgia de recobrimento radicular de recessões gengivais rasas parece ser a mais simples e previsível. No entanto, considerando que as principais indicações para a cirurgia de recobrimento radicular são a estética e a sensibilidade dentinária, o sucesso cirúrgico só será alcançado com o recobrimento total desses defeitos, sem margem para erros.

Indicações

- Presença de tecido queratinizado remanescente
- Recessões gengivais pouco profundas (até 2 mm), estreitas ou largas
- Defeitos da classe I de Miller (Cairo RT1)
- NCCLs que não requerem correcções radiculares significativas
- Defeitos gengivais únicos, isolados ou múltiplos adjacentes.

Diferenciais microcirúrgicos

- Remoção do epitélio gengival de uma forma delicada e precisa.
- Raspagem e alisamento radicular sem ferir as margens gengivais.
- Divisão do retalho e formação de envelope/túnel sob as papilas com espessura uniforme do tecido.
- Remoção do SCTG: Assegurar uma espessura uniforme de 1 mm, com extensão correspondente às raízes a cobrir e altura de 5 mm (± 1 mm)
- Microssuturas de aproximação e coaptação para posicionar com precisão o enxerto e contribuir para o coágulo fino e estável do local recetor.
- Microssutura contínua no local doador, favorecendo a estabilização do coágulo e o conforto pós-operatório.

Etapa	Descrição	Instrumentos e materiais
Preparação da raiz	Aplainamento radicular com curetas e limpeza da superfície radicular	PL ou OM. Curetas de Gracey. Ácido cítrico a pH 1 e microbrush. Bisturi para quebrar a lâmina de Castroviejo. Lâmina de barbear em aço carbono. 6961 microblade. Microrretractor. Alicate para milho. Bisturi Harris de lâmina dupla (1 mm). Lâmina 15C. Porta-agulhas Castroviejo. Pinça para tecidos. Suturas 6-0, 7-0 ou 8-0.
Modificado sulcular microincisão	Remoção do epitélio do sulco gengival	
Microdivisão de lâminas	Obtenção de um envelope para a colocação e nutrição do enxerto	
Colheita de enxertos de tecido conjuntivo	Técnica da lâmina simples ou Harris lâmina dupla técnica61	
Microssuturas de aproximação	Sob as papilas para estabilizar o enxerto	
Micro-suturas de coaptação	Para uma colocação correta do enxerto	
Microsutura da zona dadora	Contínuo	
Remoção de micro-suturas	Após 5-7 dias	

Tabela 9. Protocolo e instrumentos para a técnica do microenvelope

M1: Defeitos isolados[81]

A técnica do microenvelope M1 é específica para defeitos localizados numa única raiz ou em múltiplas raízes não adjacentes. Esta técnica cirúrgica é inspirada no procedimento clássico de Haetzke, que tem como objetivo criar um envelope para receber o enxerto de tecido conjuntivo e fornecer uma fonte dupla de nutrição. A microcirurgia aprimora a técnica através da precisão dos passos cirúrgicos, do mínimo trauma tecidual, do acesso a áreas restritas e da rápida cicatrização (Tabela 9).

Caso 1

Uma mulher de 46 anos de idade apresentava uma recessão gengival de 1,5 mm no incisivo central superior esquerdo, que já tinha sido restaurado com uma coroa de cerâmica (Fig. 72). A queixa da paciente era específica do defeito gengival, e ela considerava a reabilitação protética satisfatória. Ao exame clínico, verificou-se que o defeito gengival era Classe I de Miller (Cairo RT1), com fenótipo periodontal plano e espesso, presença de LCNC do tipo abfração rasa (< 1 mm de profundidade) e gengivite incipiente nos dentes posteriores. Após tratamento periodontal básico e confeção de um protetor de noite rígido, foi estabelecido o planeamento cirúrgico.

Fig. 72.

(a) Recessão gengival de 1,5 mm no incisivo central superior esquerdo, apicalmente à margem da coroa de cerâmica. A coroa apresenta boas condições clínicas e estéticas.

(b) A radiografia periapical mostra um pino metálico que ultrapassa o terço médio da raiz. O tratamento endodôntico foi realizado há mais de 10 anos, sem sinais de desconforto à percussão ou à palpação do ápice radicular.

(c) Planeamento cirúrgico. Posicionamento do MSM e do SCTG ao nível estético pretendido.

(d) Ilustração mostrando o pequeno NCCL semelhante a uma abfracção na porção da raiz.

(e) Após o alisamento radicular efectuado com curetas Gracey, é criada uma superfície adequada para receber o enxerto.

(f) MSM com bisturi de Castroviejo visando a remoção do epitélio do sulco gengival.

(g) MSM final.

(h) Início da microdivisão do retalho com a microlâmina 6961 do nível MSM.

(i) Após definir a espessura do retalho na extensão mesiodistal, a microlâmina aprofunda-se em direção ao MGL. O objetivo é criar espaço adequado para o enxerto, quebrar a resistência dos tecidos e facilitar as micro-suturas.

(j) Teste de mobilidade com o alicate Corn. Trata-se de uma manobra importante para efetuar micro-suturas sem tensão dos tecidos adjacentes.

(k) Aproximação lateral das microssuturas da papila e coaptação final do retalho/enxerto, com suturas 8-0 e agulha de 5 mm. O objetivo é o posicionamento preciso do enxerto ao nível da coroa e a formação de um coágulo fino e estável na ferida cirúrgica.

(l) Aos 5 dias de pós-operatório, antes da remoção da sutura. Note-se que a cicatrização ocorreu no mesmo nível suturado (ver k).

(m) Aos 10 dias de pós-operatório, a cicatrização manteve-se no mesmo nível estabelecido no pós-operatório imediato (ver k).

(n) Aos 30 dias de pós-operatório, o recobrimento radicular completo restabeleceu a estética dentogin-digital.

(o) Com 1 ano de pós-operatório, o resultado estético manteve-se.

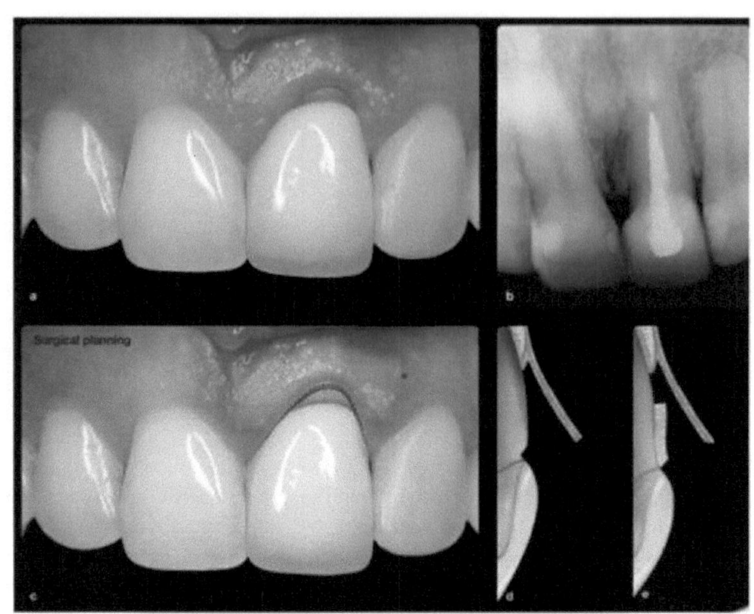
Surgical planning
a
b
c
d
e

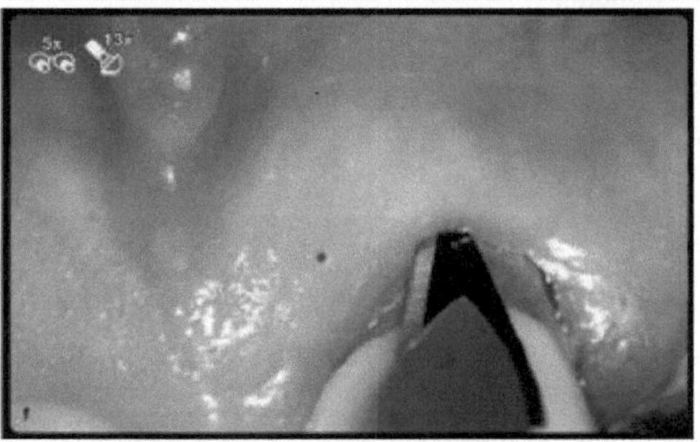
5x
13x
f

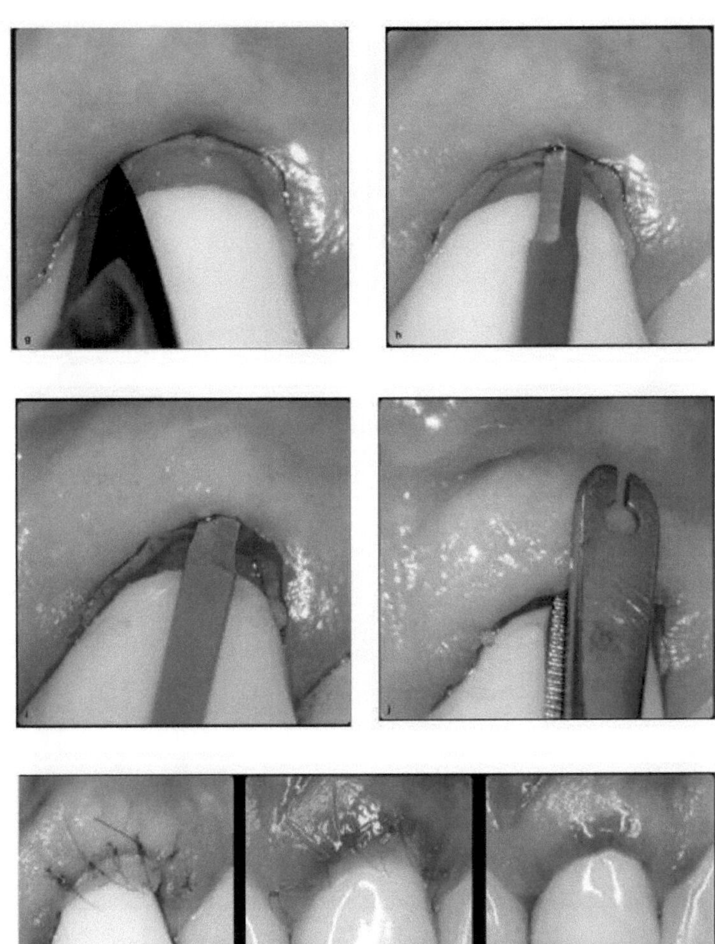

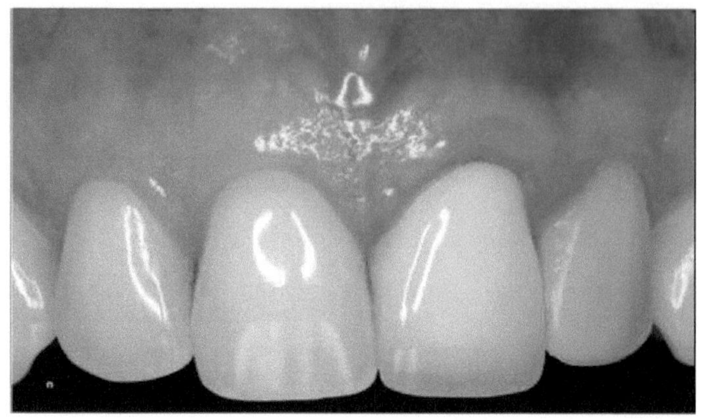

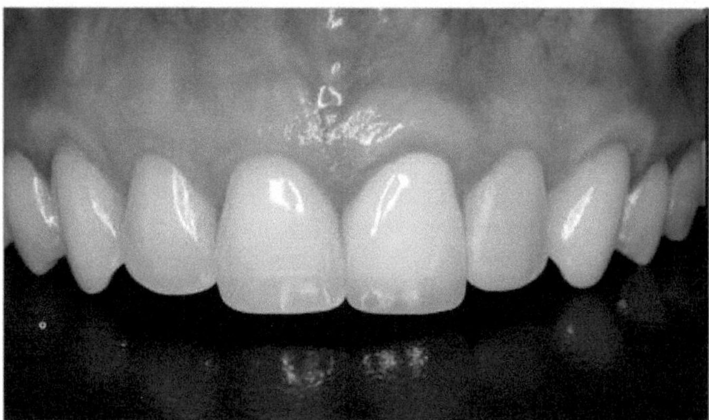

Fig. 72.

M2: Recessões Adjacentes [81]

A técnica M2 baseia-se no princípio descrito por Allen e modificado de acordo com a filosofia minimamente invasiva e técnicas microcirúrgicas.[96] Através do refinamento dos passos técnicos, auxiliados por ampliação (PL ou OM) e microinstrumentos, os resultados podem ser optimizados.

Caso 2

Uma mulher de 58 anos apresentou uma recessão gengival de 1 mm no incisivo lateral superior direito e recessões gengivais de 1,5 mm nos incisivos centrais (Fig. 73). A queixa da paciente era a assimetria dos zênites gengivais, causando desarmonia estética. Ao exame clínico, observou-se que as recessões gengivais eram de Classe I de Miller (Cairo RT1), com fenótipo periodontal espesso e recortado, LCNCs rasos do tipo abfração (< 1mm de profundidade) e desgaste incisal sugestivo de hábito parafuncional. Havia também sinais de gengivite ligeira.

Após o tratamento periodontal básico e o fabrico de um protetor noturno rígido, foi realizado o planeamento cirúrgico.

Fig. 73.

(a) Recessões pouco profundas em dentes adjacentes (incisivo lateral direito maxilar para incisivo central esquerdo).

(b) Planeamento cirúrgico. O MSM removerá com precisão o epitélio do sulco gengival e favorecerá a adaptação do enxerto. A incisal dos incisivos centrais e do incisivo lateral esquerdo deve ser restaurada para alcançar a harmonia estética dentogengival.

(c) MSM inicial com o bisturi de Castroviejo para remoção do epitélio do sulco gengival.

(d) Início da microdivisão do retalho com a microlâmina 6961.

(e) A microdivisão do retalho é efectuada sob as papilas e para além do MGL.

(f) A sonda sob a papila mostra a eficácia da divisão do retalho.

(g) A colheita de enxertos em grandes áreas é efectuada preferencialmente com o bisturi Harris de lâmina dupla (1 mm entre as lâminas).

(h) Após a colheita da zona dadora, o enxerto é levado para a mesa auxiliar e a camada epitelial é removida.

(i) O enxerto é colocado sob as papilas com a ajuda de uma agulha de 15 mm e suturas 6-0.

(j) Aproximação lateral distal da micro-sutura da papila no incisivo lateral direito.

(k) Após a aproximação lateral das microssuturas da papila, as microssuturas de coaptação do retalho/enxerto são iniciadas com as suturas 8-0 e a agulha de 5 mm. As pinças de tecido permitem ângulos de entrada e saída da agulha a 90 graus.

(l) Após a aproximação e a coaptação, as microsuturas.

(m) Aos 30 dias de pós-operatório, observe que a cicatrização das margens gengivais já está consolidada.

(n) Aos 4 meses de pós-operatório, após as restaurações diretas de compósito nos incisivos centrais e no incisivo lateral esquerdo

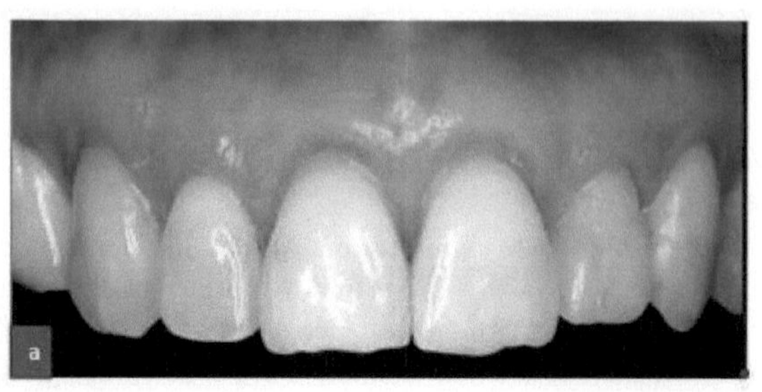
a

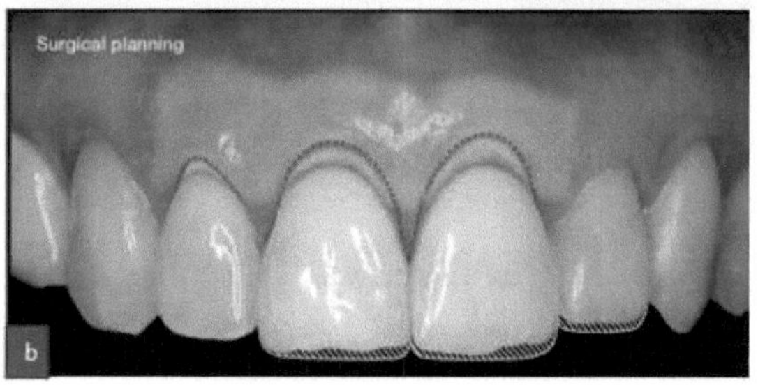
Surgical planning
b

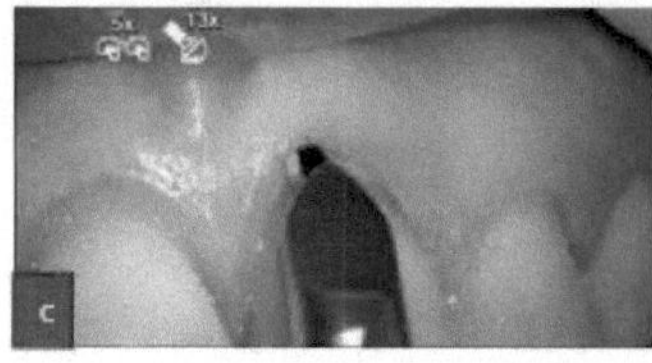
c

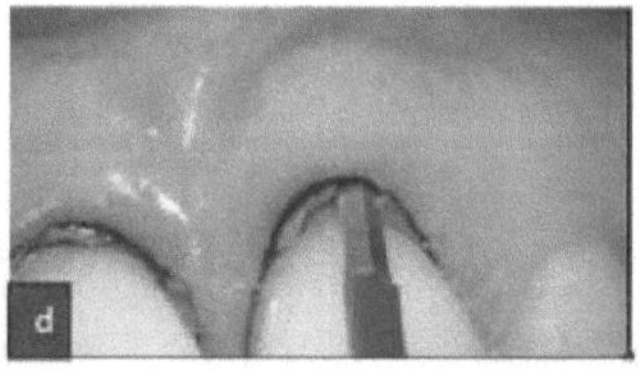
d

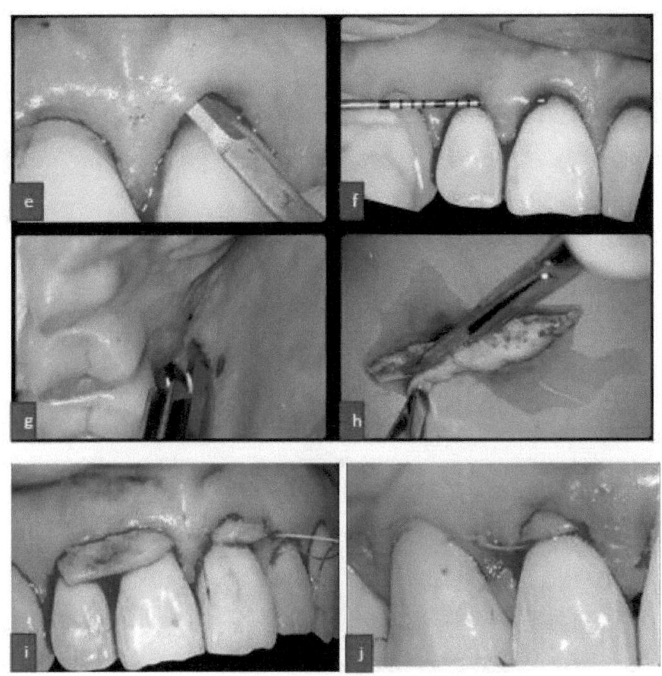
e
f
g
h

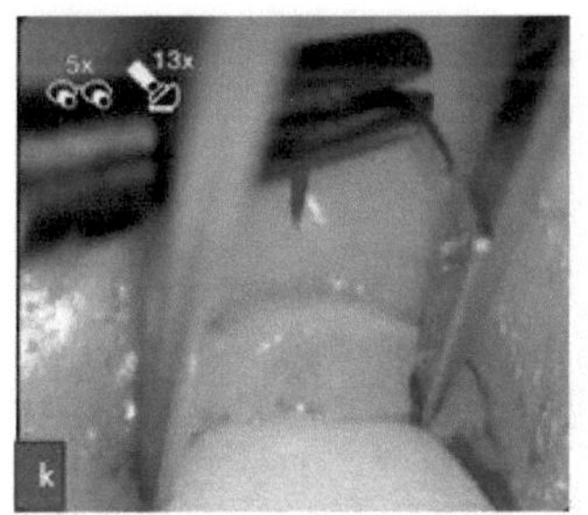
5x
13x
k

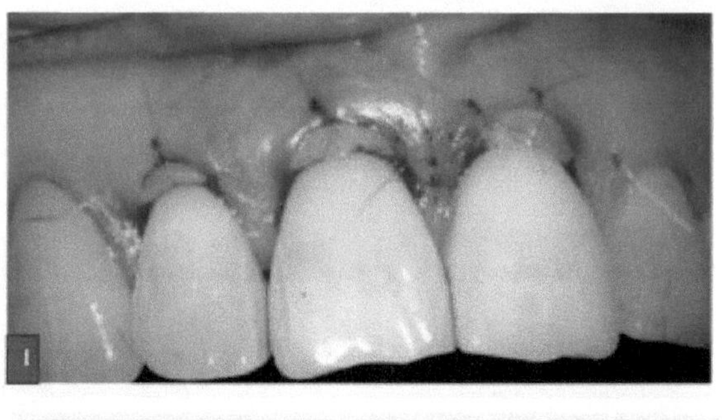

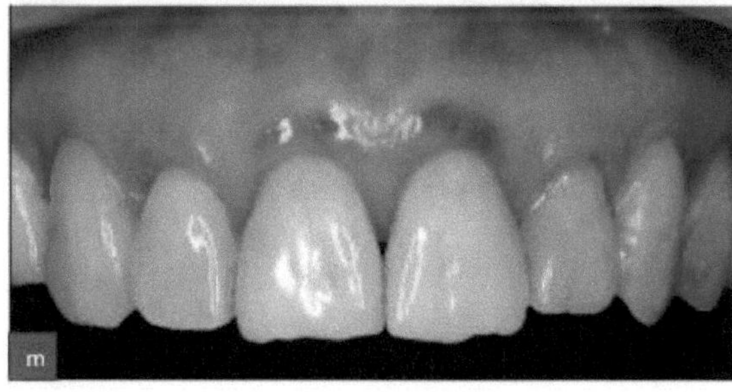

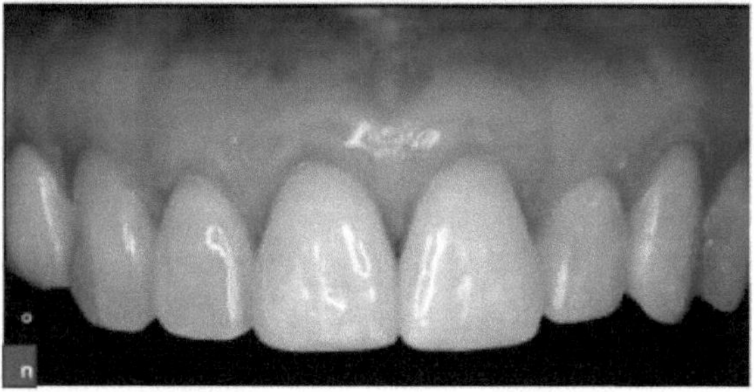

Fig. 73.

Técnica Semilunar[81] S1, S2, S3, S4

Os objectivos da microincisão semilunar são favorecer o acesso cirúrgico e promover a coaptação dos retalhos na articulação da extremidade. As microincisões na base das papilas a 90 graus da superfície tecidual foram inspiradas nos princípios técnicos estabelecidos na medicina que buscam o mínimo de trauma e a cicatrização por intenção primária. Assim, as microincisões semilunares foram criadas na base das papilas para permitir o acesso à porção radicular subgengival e o deslocamento coronal do retalho, proporcionando nutrição ao enxerto. O objetivo do desenho semilunar é favorecer a coaptação coxofemoral dos retalhos sem gerar excesso ou falta de tecido, promovendo, assim, o fechamento primário da ferida (Tabela 10).

Indicações

- Recessão gengival superior a 2 mm
- Defeitos de tecidos moles com ou sem tecido queratinizado remanescente
- recessões gengivais de classe I, II ou III de Miller (Cairo RT1 e RT2)

- Defeitos superficiais, profundos, estreitos, largos, únicos ou múltiplos
- Aumento da espessura gengival nos dentes adjacentes às recessões
- Necessidade de um maior acesso cirúrgico à superfície da raiz/implante

Diferenciais microcirúrgicos

- Microincisões iniciais a 90 graus da superfície do tecido na base das papilas
- Remoção precisa do epitélio do sulco gengival
- Ótimo acesso subgengival à raiz
- Remoção do enxerto de tecido conjuntivo com espessura uniforme de 1 mm em todo o seu comprimento e altura de 5 mm (± 1 mm)
- Microssuturas de aproximação e coaptação que posicionam com precisão o retalho/enxerto e contribuem para a formação de um coágulo fino e estável no local recetor
- Microssutura contínua na zona doadora, o que favorece a estabilização do coágulo, a aproximação dos bordos da ferida e o conforto pós-operatório.

<table>
<tr><th>Etapa</th><th>Descrição</th><th>Instrumentos e materiais</th></tr>
<tr><td>Preparação da raiz</td><td>Curetas, brocas e limpeza de superfícies</td><td rowspan="8">PL ou OM.
Curetas de Gracey.
Ácido cítrico a pH 1 e microbrush.
Bisturi para quebrar a lâmina de Castroviejo.
Lâmina de barbear em aço carbono.
6961 microblade.
Microrretractor.
Alicate para milho.
Bisturi Harris de lâmina dupla (1 mm).
Lâmina 15C.
Porta-agulhas Castroviejo.
Pinça para tecidos.
Suturas 6-0, 7-0 ou 8-0.</td></tr>
<tr><td>Microincisão inicial</td><td>Semilunar nas papilas e modificado no sulco gengival (MSM)</td></tr>
<tr><td>Microdivisão de lâminas</td><td>Espessura parcial e uniforme para uma nutrição adequada do enxerto</td></tr>
<tr><td>Colheita de enxertos de tecido conjuntivo</td><td>Sobre a extensão planeada</td></tr>
<tr><td>Microssuturas de aproximação</td><td>Papilas mesial e distal para estabilizar o enxerto e aproximar os bordos do retalho</td></tr>
<tr><td>Micro-suturas de coaptação</td><td>Fecho primário da ferida</td></tr>
<tr><td>Microsutura da zona dadora</td><td>Contínuo</td></tr>
<tr><td>Remoção de micro-suturas</td><td>Após 5-7 dias</td></tr>
</table>

Tabela 10. Protocolo e instrumentos para a técnica semilunar.

51: Uma papila

A técnica semilunar S1 consiste em duas microincisões semilunares na base de uma única papila e é indicada quando o acesso por apenas uma papila é suficiente para o preparo radicular e adaptação do enxerto. A microincisão coronal (CSM) determina o posicionamento do enxerto, e a microincisão apical (ASM) estabelece o deslocamento do retalho coronal. Quanto maior for a distância entre as duas microincisões semilunares, maior será a deslocação coronal do retalho.

Caso 3

Uma mulher de 30 anos de idade apresentou assimetria dos zénites gengivais dos incisivos centrais superiores esquerdo e direito (Fig. 74). A queixa da paciente era a estética do sorriso. O exame clínico mostrou que o fenótipo periodontal era espesso e plano, não havia recessão gengival no incisivo central direito, e o nível gengival era compatível com o nível do esmalte, apesar da discrepância dos zênites gengivais. O exame revelou ainda descoloração da coroa clínica do incisivo central direito (devido a complicações anteriores do tratamento endodôntico) e encurtamento e alteração da forma do incisivo lateral direito. Após profilaxia oral pré-operatória, foi realizado o planeamento cirúrgico e restaurador.

Fig. 74.

(a) Vista de canino a canino. O comprimento do incisivo lateral direito é mais curto do que o do incisivo lateral esquerdo, enquanto o incisivo central direito é mais longo do que o incisivo central esquerdo. Além disso, os zénites gengivais são assimétricos e mal localizados.

(b) Sorriso inicial mostrando uma grande discrepância entre os incisivos centrais relativamente à forma, comprimento, cor e contorno dos zénites gengivais.

(c) Planeamento estético periodontal e restaurador. Microincisões semilunares (CSM e ASM) são indicadas na papila entre os incisivos direitos, onde a CSM determinará o posicionamento do enxerto e do retalho e a ASM determinará o deslocamento coronal do retalho. Após a divisão do retalho, o esmalte cervical do incisivo central direito deve ser removido, e o nível ósseo do incisivo lateral direito deve ser verificado para uma possível osteotomia. O incisivo lateral direito e ambos os incisivos centrais devem ser restaurados após a cicatrização final.

(d) Ilustração mostrando a necessidade de remoção parcial do esmalte para gerar espaço suficiente para o enxerto.

(e) Radiografia periapical dos incisivos centrais. Note-se a reabsorção radicular dos incisivos centrais e o tratamento endodôntico no incisivo central direito com o material de obturação do canal radicular remanescente no periápice

(f) Microssutura de aproximação lateral na papila mesial, em que a agulha penetra na base da papila, passa através do bordo do enxerto e sai perto da ponta da papila.

(g) Após aproximação lateral das micro-suturas da papila (papila mesial do incisivo central direito), aproximação contínua de uma micro-sutura da papila (papila distal do incisivo central direito), e micro-suturas de coaptação retalho/enxerto na base da papila.

(h) Local doador após microssutura contínua com suturas 6-0.

(i) Local do recetor aos 6 dias de pós-operatório.

(j) Local doador aos 6 dias de pós-operatório.

(k) Local do recetor aos 14 dias de pós-operatório.

(l) Área doadora aos 14 dias de pós-operatório. (m e n) Aos 30 dias de pós-operatório, é evidente o equilíbrio dos zénites gengivais e o novo contorno gengival que facilitará as restaurações dentárias estéticas.

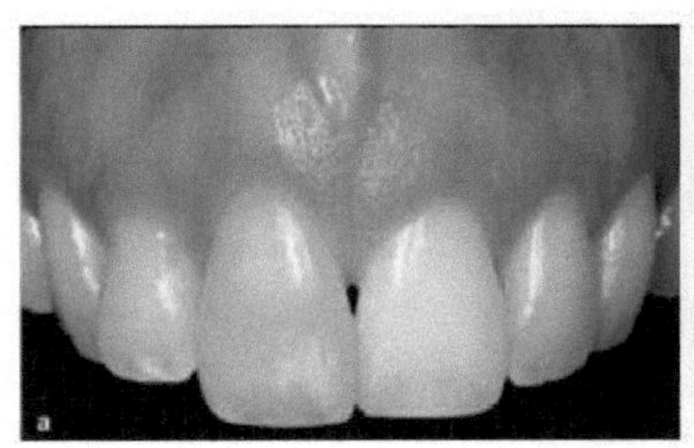
a

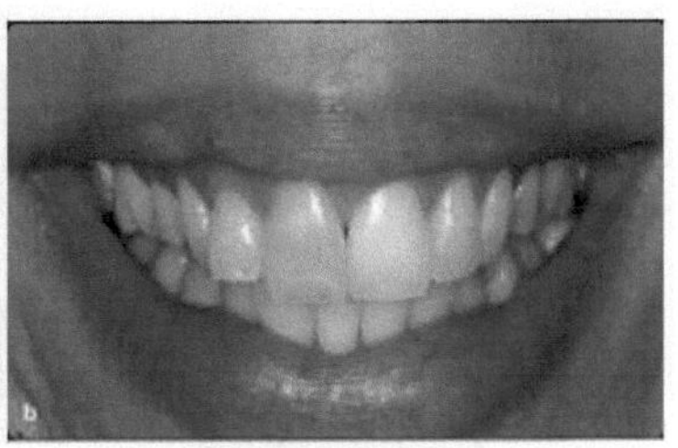
b

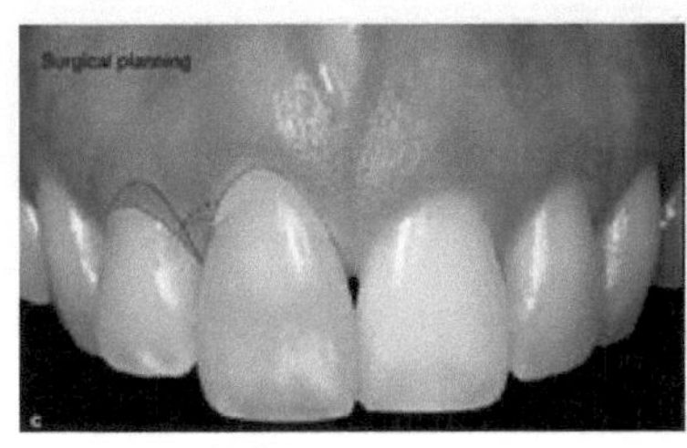
Surgical planning
c

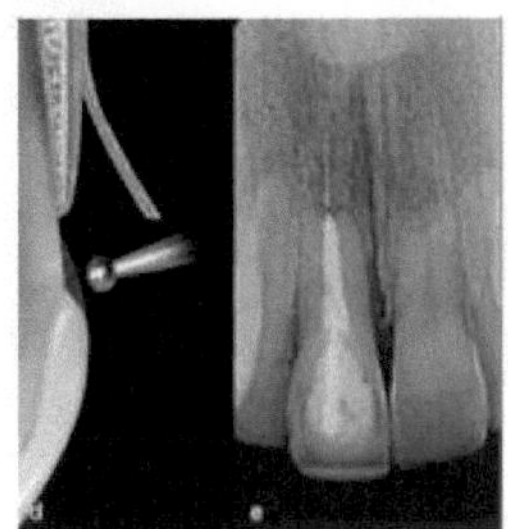
d
e

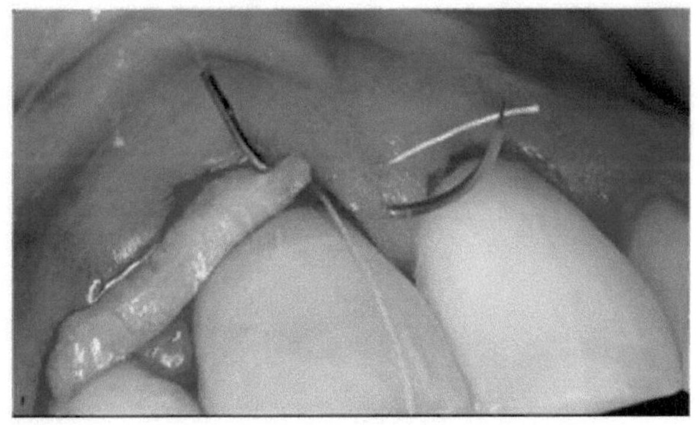
f

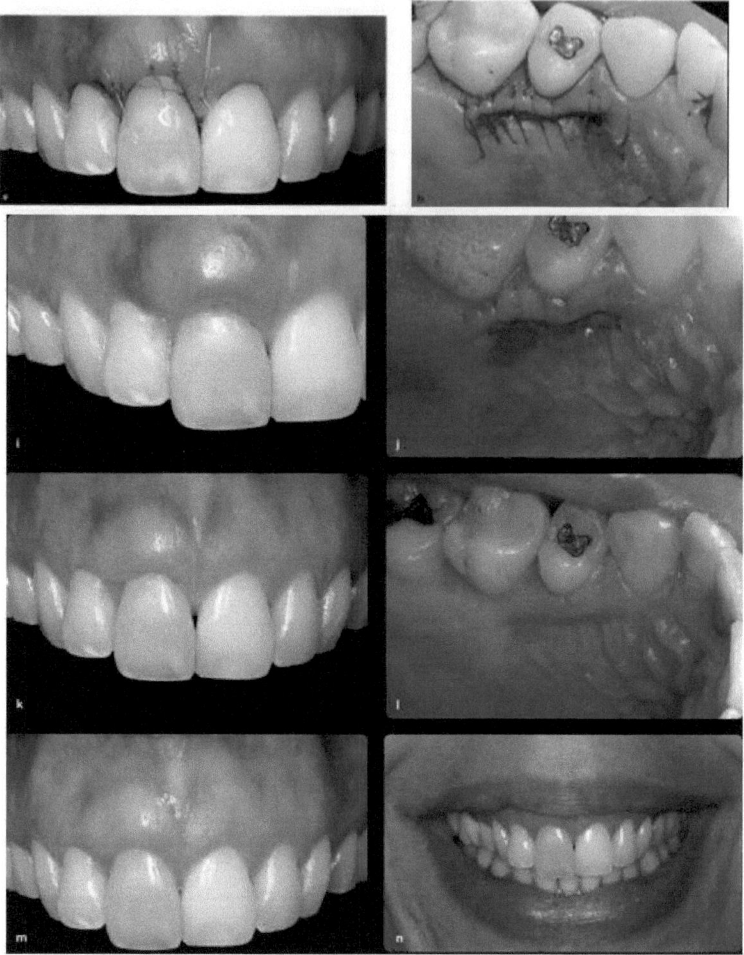

52: Duas papilas

A técnica S2 é indicada quando é necessário um acesso extenso à superfície da raiz/implante a ser recoberta, como no caso de LCNCs ou pilares protéticos expostos. O deslocamento coronal mais significativo do retalho é conseguido à medida que se aumenta a distância entre as duas microincisões semilunares de cada papila, respeitando as caraterísticas anatómicas de cada caso. As microincisões semilunares nas papilas mesial e distal permitem o acesso à raiz com o mínimo de trauma para o tecido adjacente.

Caso 4

Uma mulher de 29 anos de idade apresentou uma recessão gengival no canino superior esquerdo durante o tratamento ortodôntico (Fig. 75). A queixa da paciente era de HDC (Hipersensibilidade Dentinária Cervical) exacerbada por líquidos frios e higiene oral. Ao exame clínico, observou-se gengivite incipiente, recessão gengival de 4 mm e desgaste incisal por atrição no canino. O fenótipo periodontal era de vieira grossa, e o defeito foi caracterizado como

Classe I de Miller (Cairo RT1). O tratamento ortodôntico já estava em sua fase final, sem a aplicação de forças mecânicas. Após o tratamento periodontal básico, foi realizado o planejamento cirúrgico.

Fig. 75

(a) Recessão gengival de 4 mm no nível de esmalte saudável e a raiz com contorno favorável para receber o SCTG.

(b) Planeamento cirúrgico. A MSC deve ser efectuada ligeiramente no sentido coronal em relação ao nível em que o enxerto vai ser colocado. A ASM determinará o quanto o retalho será movido para a coronal. O MSM removerá o epitélio do sulco gengival.

(c) Local do recetor no pós-operatório imediato. Note-se a aproximação contínua, a coaptação na base das papilas e as micro-suturas do retalho/enxerto.

(d) Local doador no pós-operatório imediato com micro-sutura contínua palatina.

(e) Sítio recetor aos 5 dias de pós-operatório antes da remoção da micro-sutura.

(f) Sítio dador aos 5 dias de pós-operatório após remoção de micro-sutura contínua.

(g) Aos 25 dias de pós-operatório, sem o aparelho ortodôntico, o que mostra o estágio avançado de cicatrização e o completo recobrimento radicular. Observe a ausência de cicatrizes e a contração da margem gengival, bem como a presença da faixa de tecido queratinizado.

(h) Vista lateral do sorriso mostrando os zénites gengivais em harmonia estética.

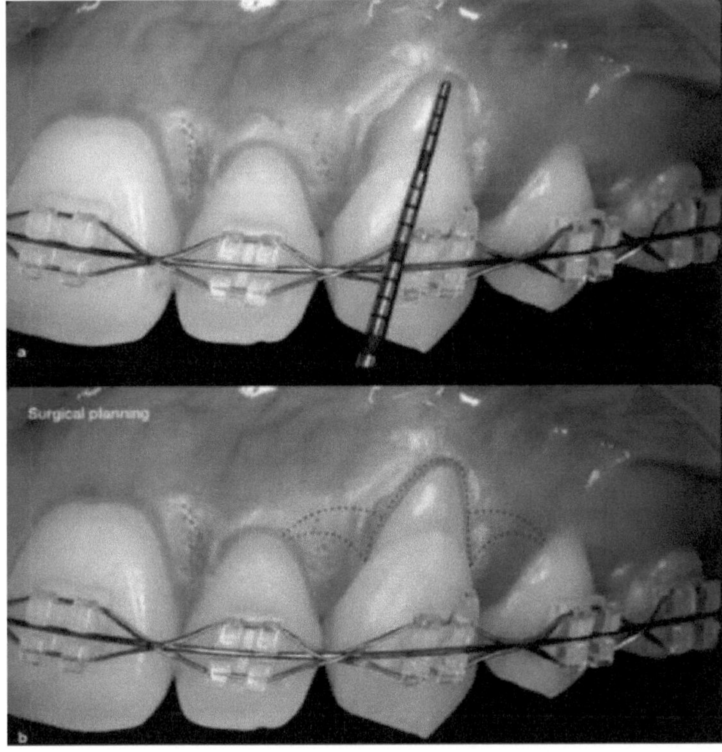

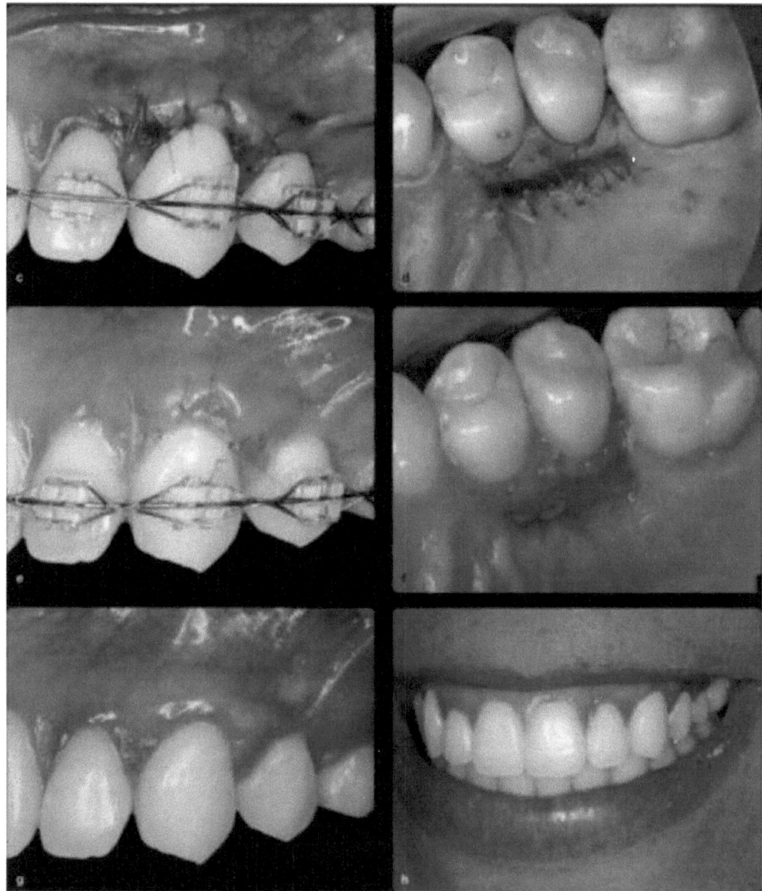

Fig. 75

S3: Duas papilas com variação

A técnica S3 baseia-se na associação de microincisões semilunares (nas papilas mesial e distal) com a microincisão sulcular do defeito. É indicada para defeitos profundos onde se deseja um CAF associado à microssutura de redução do defeito. Assim, a nutrição adequada do enxerto é alcançada mesmo em situações em que o deslocamento do retalho coronal é limitado (Fig. 76). A técnica S3 promove o recobrimento radicular de defeitos profundos num único procedimento.

Caso 5

Uma mulher de 33 anos de idade apresentou uma recessão gengival de 6 mm de profundidade no incisivo central inferior esquerdo, após tratamento ortodôntico (Fig. 76). A queixa da paciente era de HCD a líquidos frios e dificuldade em limpar a área mais profunda do defeito. Ao exame clínico, observou-se gengivite incipiente, fenótipo periodontal espesso e recortado, recessão de Classe III de Miller (Cairo RT2) com perda parcial de papila entre os incisivos centrais, e sinais de atrição nos incisivos, sugerindo um hábito parafuncional. Era também evidente que o incisivo central inferior esquerdo apresentava uma ligeira rotação que era suficiente para que a raiz se posicionasse para vestibular. Após tratamento periodontal básico e confeção de um protetor noturno rígido, procedeu-se ao planeamento cirúrgico.

Fig. 76

(a) Uma recessão gengival de 6 mm representando a Classe III de Miller (Cairo RT2).

(b) Radiografia periapical que mostra que a distância entre o rebordo alveolar e a superfície de contacto entre os incisivos está aumentada, criando uma papila bastante longa. Pode ser um fator de risco cirúrgico para técnicas convencionais mais invasivas.

(c) O planeamento cirúrgico considerou o recobrimento radicular do incisivo central esquerdo e o aumento da espessura dos tecidos do incisivo central direito, com o objetivo de melhorar a nutrição dos tecidos adjacentes ao defeito. Após as microincisões CSM e ASM, o MSM em forma de V foi realizado na porção mais profunda do defeito.

(d) Aos 6 dias de pós-operatório, imediatamente antes da remoção das micro-suturas de aproximação e coaptação.

(e) Após a remoção da microssutura. Note-se a rápida cicatrização; as microincisões semilunares preservaram a integridade das papilas e favoreceram a nutrição do enxerto.

(f) Local doador aos 6 dias de pós-operatório após a remoção da micro-sutura contínua.

(g) Área doadora após 12 dias, com poucos sinais da cirurgia. A qualidade da zona dadora no pós-operatório tem uma grande influência na avaliação da dor por parte do doente.

(h) Aos 30 dias de pós-operatório, observe a cobertura da raiz, a faixa de tecido queratinizado e a preservação das papilas.

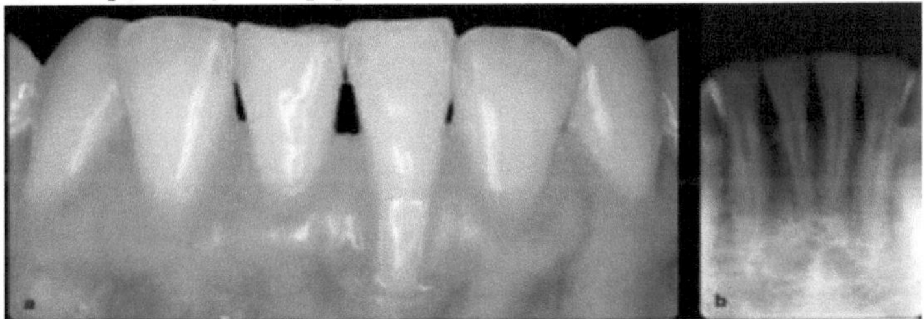

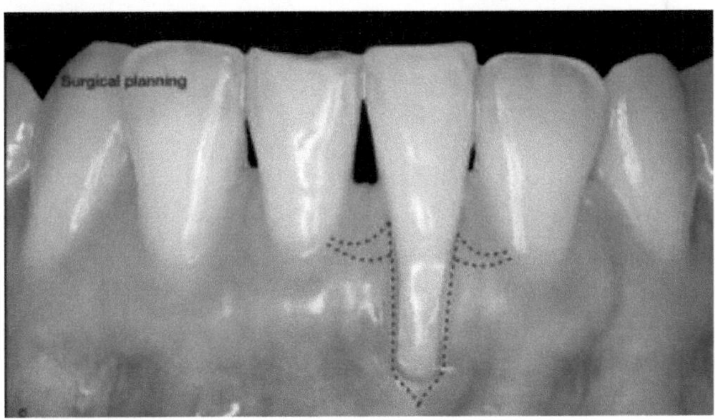

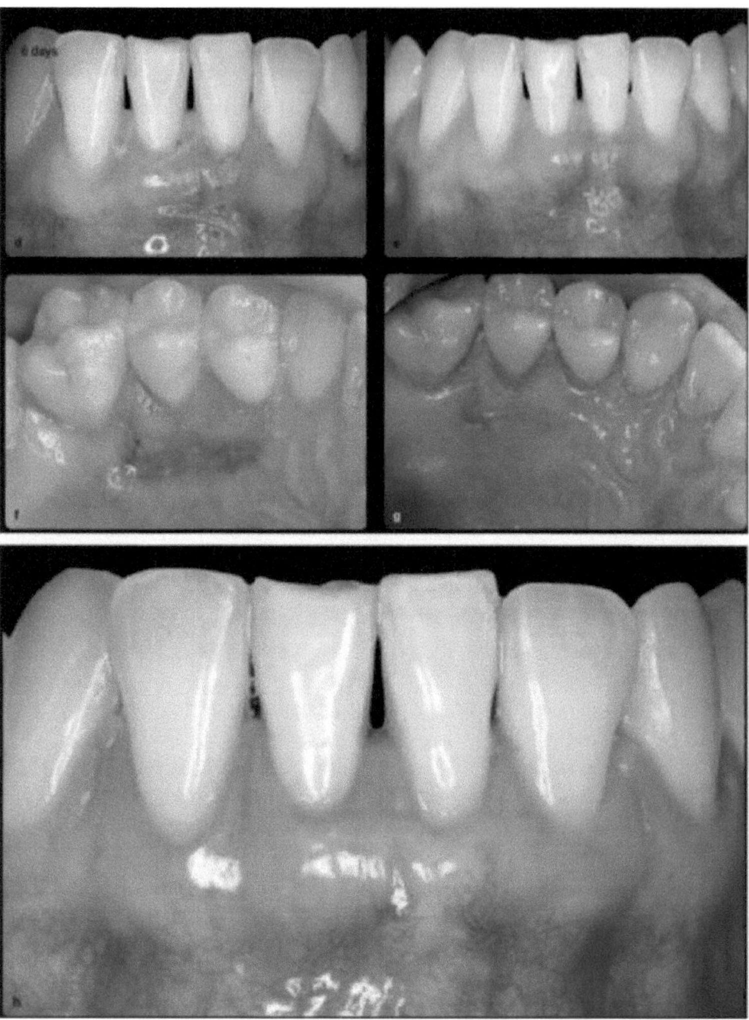

Fig. 76

S4: Papilas múltiplas

A técnica S4 é indicada para defeitos múltiplos e adjacentes quando é necessário um maior acesso cirúrgico para corrigir as superfícies radiculares expostas. As microincisões semilunares são replicadas na base das papilas envolvidas nas recessões gengivais para obter uma maior extensão de cobertura radicular

Caso 6

Uma mulher de 46 anos apresentava múltiplas recessões gengivais associadas a LCNCs (Fig. 77). As queixas da paciente eram a estética do sorriso e a HACC a líquidos frios. O exame clínico mostrou lesões profundas do tipo abfração no canino, pré-molar e primeiro molar associadas a recessões gengivais. O fenótipo periodontal era de vieira espessa, e as recessões foram caracterizadas como Classe I de Miller (Cairo RT1). Após profilaxia oral e confeção de um protetor noturno rígido, foi realizado o planejamento cirúrgico da maxila.

Fig.76

(a) Vista frontal das arcadas dentárias mostrando LCNCs profundos associados a recessões gengivais de Classe I de Miller (Cairo RT1). A maxila será tratada primeiro.

(b) No quadrante superior direito, a LCNC profunda estende-se do incisivo lateral ao primeiro molar, acompanhada de recessão gengival. Note-se a destruição do nível de esmalte cervical e da superfície radicular.

(c) O planeamento começa por restaurar o nível do esmalte cervical e da dentina que foram comprometidos pelo LCNC. A partir destas referências, são planeadas as microincisões (CSM, ASM e MSM).

(d) No quadrante superior direito, as recessões gengivais estendem-se desde o incisivo lateral até ao primeiro molar, e os LCNC são mais profundos nos molares (com envolvimento do esmalte e da dentina).

(e) As mesmas referências dentárias criadas no quadrante direito devem ser reproduzidas no quadrante esquerdo. Assim, a cicatrização será orientada seguindo o mesmo padrão estético. Na recessão rasa do incisivo lateral esquerdo, será utilizada a técnica de microenvelope, e a técnica de S4 para recobrir o canino e os molares. Assim, o enxerto pode ser dividido em duas partes (área de microenvelope e área de microincisão semilunar), reduzindo sua extensão.

(f) Restauração de ionómero de vidro modificado por resina (RMGI) de esmalte/dentina comprometida realizada numa sessão clínica antes da cirurgia. O ácido fosfórico é aplicado apenas no contorno do esmalte. Também poderia ser restaurado com resina composta.

(g) Detalhe da aplicação de RMGI com ponta exploradora. Assim, é possível colocar o material nas áreas de interesse, já definindo os contornos desejados e sem produzir grandes excessos de material.

(h) Restaurações RMGI concluídas logo após a fotopolimerização. Os contornos relativos aos níveis de esmalte foram restaurados com um pequeno excesso a ser removido a partir do momento da cirurgia.

(i) A restauração do nível de esmalte cervical e da superfície radicular comprometida é fundamental para o espaço e a colocação do enxerto.

(j) Na microcirurgia, uma pequena camada superficial de RMGI é removida com curetas delicadas.

(k) O bisturi Castroviejo é responsável pelas microincisões semilunares em ângulo de 90 graus na base das papilas. A primeira incisão (CSM) determinará o posicionamento do enxerto.

(l) Após as microincisões semilunares. O CSM determinará o posicionamento do SCTG, e o ASM determinará o quanto o retalho será movido para o plano coronal.

(m) Com o mesmo bisturi Castroviejo, é efectuada a MSM.

(n) A divisão do retalho foi iniciada a partir do ASM com a microlâmina 6961 (na mão dominante) e o microrretractor (na mão não dominante), estendendo-se para além do MGL.

(o) Depois de dividir a aba.

(p) Teste de mobilidade das abas efectuado com o alicate Corn.

(q) Com a tesoura, o tecido epitelial foi removido entre as microincisões CSM e ASM.

(r) Após a colheita do SCTG com o bisturi Harris de lâmina dupla (1 mm), o enxerto foi transferido para a mesa auxiliar e a camada epitelial foi removida. A extensão do enxerto (30 mm) foi compatível com a extensão do sítio recetor.

(s) Pormenor da saída da agulha ao terminar a aproximação da microssutura de duas papilas.

(t) Microssuturas de aproximação concluídas.
(u) Microssuturas de coaptação concluídas. Estas começaram na base das papilas, seguidas do retalho/enxerto.
(v) Aos 5 dias de pós-operatório, antes da remoção das micro-suturas. Note-se que não houve retração da ferida cirúrgica.
(w) Aos 30 dias de pós-operatório. Note-se que a cicatrização ocorreu ao mesmo nível em que os tecidos estavam posicionados aquando da microcirurgia.
(x) Quadrante esquerdo. Pós-operatório imediato mostrando as micro-suturas de aproximação e coaptação.
(y) O incisivo lateral esquerdo foi tratado com a técnica de microenvelope, enquanto o canino e os molares foram tratados com a técnica S4.
(z) Aos 14 dias de pós-operatório, verificou-se o recobrimento radicular completo e a formação de uma banda de tecido queratinizado com caraterísticas estéticas.
(aa) Aos 30 dias de pós-operatório, a cicatrização manteve-se ao mesmo nível gengival determinado no pós-operatório imediato da microcirurgia.
(bb) Vista da arcada maxilar após as duas microcirurgias.
(cc) Vista inicial do sorriso mostrando desarmonia estética devido a LCNCs associados a recessões gengivais.
(dd) Sorriso 3 meses após a microcirurgia plástica periodontal. A arquitetura gengival está pronta para a restauração estética dentária dos corredores vestibulares.

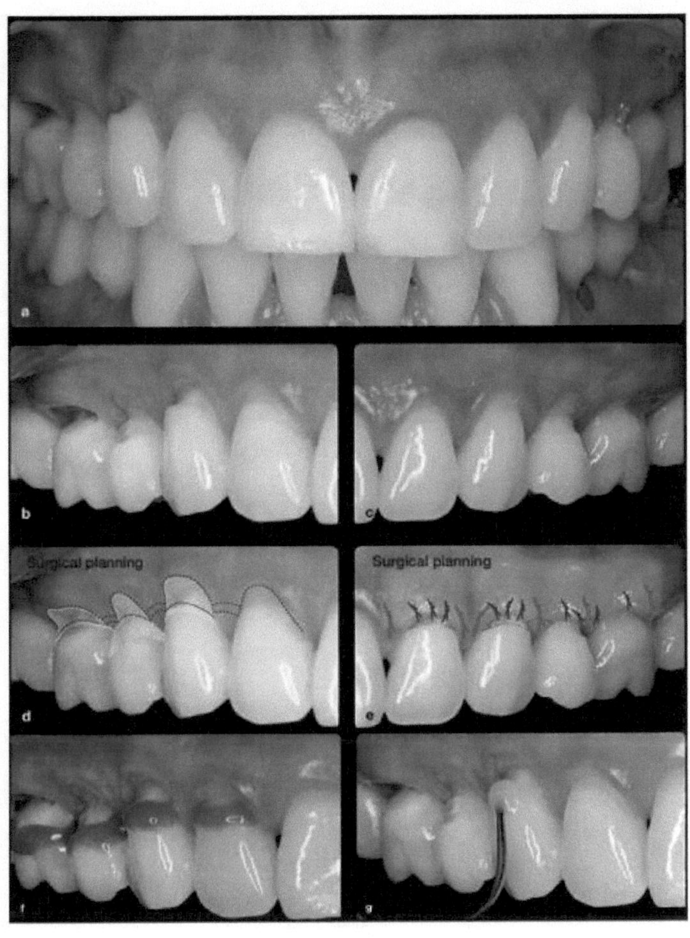
a
b
c
Surgical planning
d
Surgical planning
e
f
g

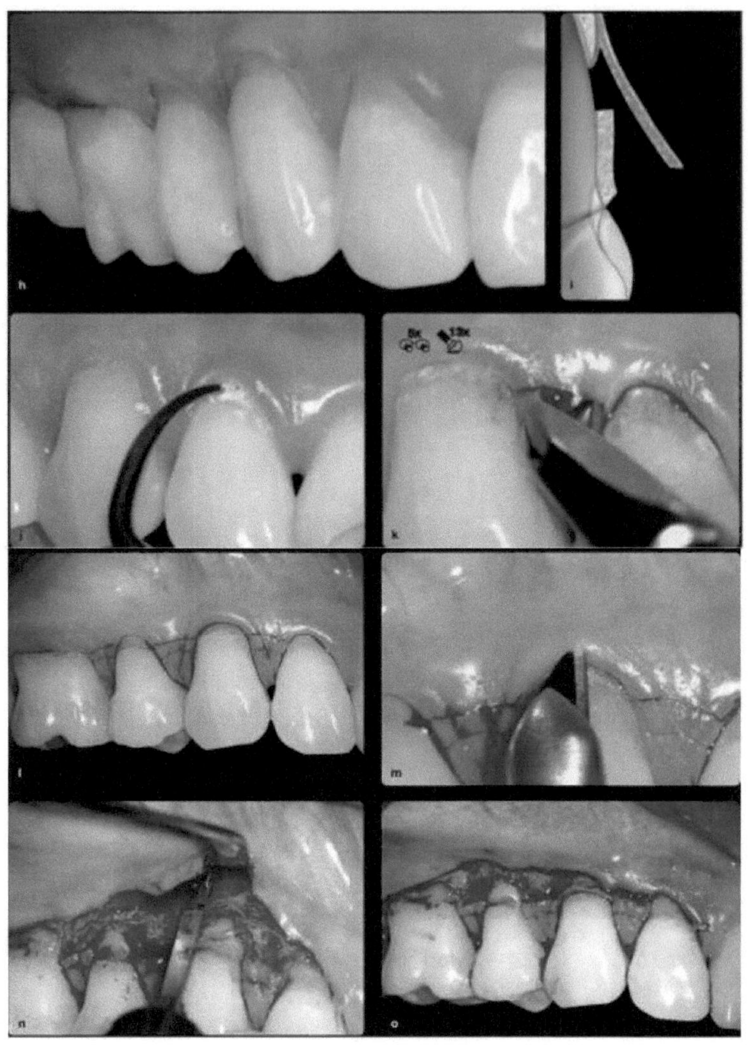

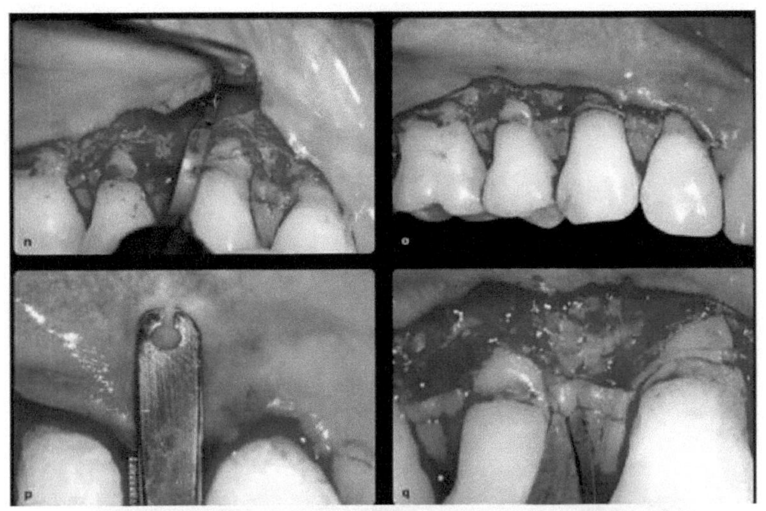

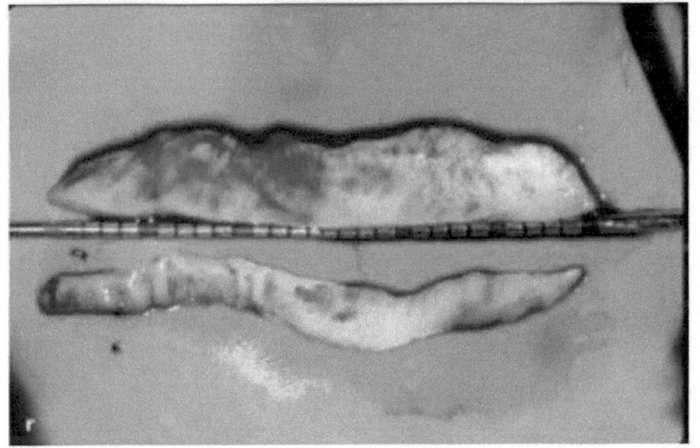

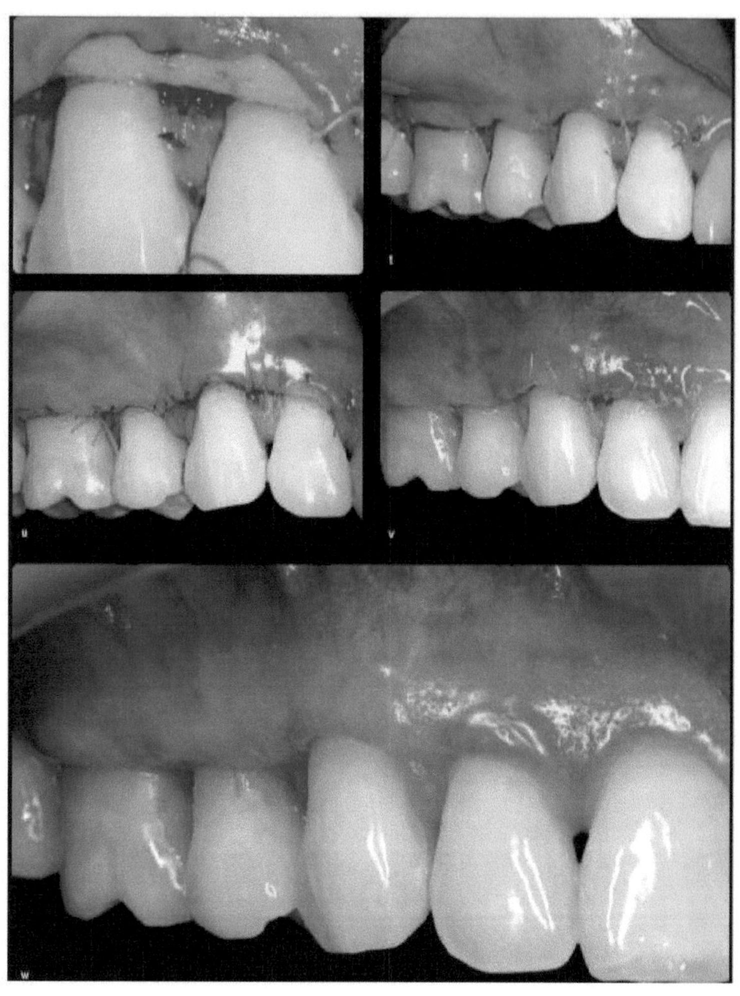

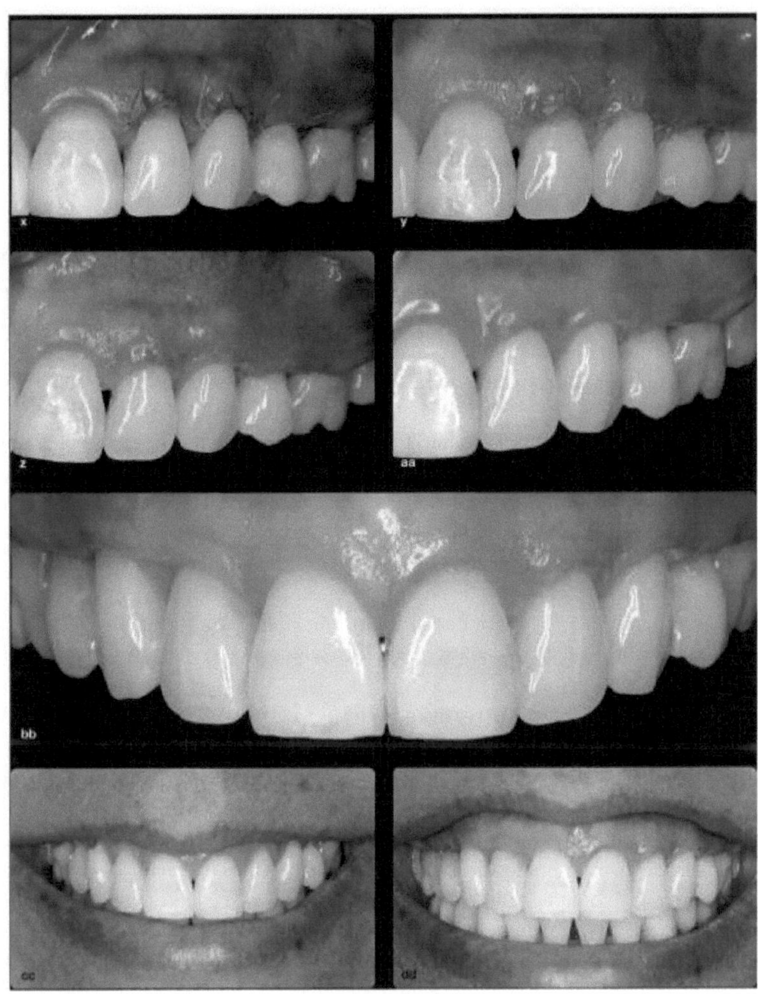

Fig. 77

CAPÍTULO 8

TECIDO CONJUNTIVO SUBEPITELIAL GRAFTING: UM PROCEDIMENTO MICROCIRÚRGICO ABORDAGEM

O uso do enxerto de tecido conjuntivo subepitelial (SCTG) ampliou o espetro terapêutico da periodontia no campo da cirurgia plástica periodontal. Com este tipo de enxerto, o recobrimento radicular e peri-implantar tornaram-se procedimentos cirúrgicos previsíveis e reprodutíveis, permitindo a sua utilização rotineira em casos de defeitos únicos, múltiplos, superficiais ou profundos.

Edel[97] propôs os princípios do SCTG como forma de aumentar a faixa de tecido queratinizado. Raetzke[98] propôs, então, a técnica do SCTG bilaminar para recobrimento radicular, que consiste em o sítio recetor ter duas fontes de nutrição para o enxerto, uma do periósteo e outra da porção interna do retalho; assim, o SCTG interposto entre os tecidos recebe nutrição suficiente para sua sobrevivência. Isso também facilita que o tecido enxertado adquira as caraterísticas de cor e textura do local recetor. Após anos de desenvolvimento, os SCTGs tornaram-se o tratamento de eleição em cirurgia plástica periodontal e peri-implantar para o tratamento de recessões gengivais, deficiências de tecidos moles, gestão de tecidos peri-implantares, lesões de furca e tecidos gengivais demasiado finos.[87]

Parâmetros anatómicos de interesse cirúrgico

As semelhanças e caraterísticas histológicas partilhadas entre os tecidos gengivais e a mucosa mastigatória justificam a utilização do palato como local dador de eleição para a cirurgia plástica periodontal. O palato duro é composto pelo processo palatino do osso maxilar e pelo processo horizontal do osso palatino e é coberto pela mucosa mastigatória. O epitélio do palato duro é queratinizado e está sobreposto a uma lâmina própria rica em tecido conjuntivo fibroso. A lâmina própria abaixo do epitélio é composta por fibroblastos, feixes espessos e densos de colagénio entrelaçado e pequenos vasos sanguíneos interpostos ao longo do elemento fibroso. As células mais numerosas e caraterísticas da lâmina própria são os fibroblastos, mas também estão presentes macrófagos, mastócitos, algumas células sanguíneas e imunitárias, bem como células indiferenciadas. Com exceção da região da rafe palatina, onde a lâmina própria está diretamente inserida sobre o periósteo, existe uma extensa camada submucosa entre o osso e a lâmina própria. A região ideal para a colheita de SCTG é a área contida na lâmina própria.[99]

O cirurgião deve saber a localização exacta e o trajeto da artéria palatina maior (ACP) para determinar a quantidade de tecido dador disponível sem risco de danificar o feixe neurovascular palatino maior. De acordo com Raiser et al,[100] que realizaram um estudo em cadáveres, o feixe neurovascular pode estar localizado a uma distância de 7 a 17 mm da junção cemento-esmalte (JCE), na região dos pré-molares e molares superiores. Monnet-Corti et al[101] realizaram um estudo em modelos de gesso de 198 pacientes sem doença periodontal. As medidas dos modelos identificaram como referência para o trajeto da AGP a metade da distância entre a margem gengival do segundo molar e a sutura palatina mediana. Este estudo mostrou que as dimensões disponíveis no palato são suficientes para a colheita segura do SCTG na maioria dos pacientes. O comprimento médio do enxerto disponível foi de 31,7 ± 4,0 mm, variando de 24 a 46 mm. A altura média variou de 12,07 ± 2,9 mm no aspeto mesiolingual do canino (menor altura) a 16,2 ± 2,2 mm no aspeto interproximal entre o segundo pré-molar e o primeiro molar (Tabela 11). Concluiu que o melhor local doador é entre a distal do canino e a mesiolingual do primeiro molar. É possível obter um enxerto de tecido conjuntivo de 5 mm em 100% dos casos e de 8 mm em 93% dos casos na região de pré-molares, excluindo as margens de segurança de 2 mm da margem gengival e de 3 mm do APG (Tabela 11).

	Caninos	Entre o canino e o primeiro pré-molar	Primeiro pré-molar	Entre pré-molares	Segundo pré-molar	Entre o segundo pré-molar e o primeiro molar	Primeiro molar	Entre molares	Segundo molar
Todos	12.07 ±29	13.61 ± 2.62	13.8 ±1.92	15.43 ±1.97	15.38 ±2.14	16.2 ±2.2	15.16 ±2.47	15.7 ±2.62	14.7 ±2.9
Homens	11.97 ±3.12	13.65 ±2.9	14.13 ±2.12	15.64 ±2.15	16.1 ±2.57	17.02 ±2.28	16.15 ±2.57	17.02 ±2.5	16.02 ±3.0
Mulheres	12.11 ±2.75	13.6 ±2.5	13.65 ±1.8	15-25* ±1.86	15.05- ±1.84	15.83- ±2.06	14.63* ± 2.4	15.1'±2.46	14.1- ±2.64

Tabela 11. Altura da zona dadora palatina em homens e mulheres (em mm)

Técnicas Microcirúrgicas[81]

Caraterísticas óptimas do SCTG e indicações para as técnicas de colheita

Dimensões do SCTG

- Localização ideal: Lâmina própria
- Altura: 5 ± 1 mm Espessura: 1 mm em toda a extensão
- Limite disponível: Distal ao incisivo central até ao segundo molar
- Extensão: Do centro da papila mesial até ao centro da papila distal do local recetor (defeitos únicos ou múltiplos)

Técnicas microcirúrgicas

Microincisão única

Indicações: Extensão limitada, anatomia e acesso favoráveis

Materiais/instrumentos: Lupas prismáticas ou microscópio operatório, sonda periodontal, cabo de bisturi, microlâmina 6961, microrretractor, alicate Corn, porta-agulhas Castroviejo, pinça para tecidos e suturas 6-0.

Microincisões paralelas

Indicações: Múltiplas recessões, grandes defeitos e limitações anatómicas

Materiais/instrumentos: Lupas prismáticas ou microscópio operatório, sonda periodontal, cabo de bisturi (1 mm), lâminas 15C, microrretractor, alicate Corn, dique de borracha, suporte de agulha Castroviejo, pinça para tecidos e suturas 6-0

Microsutura

Em ambas as técnicas, é utilizada uma microssutura contínua na zona dadora, com o fio 6-0 e a agulha de '/¡-círculo de 15 mm.

Microincisão única

Vários autores propuseram o princípio da incisão única com técnicas convencionais, mas com diferentes abordagens quanto à técnica de retirada do enxerto, espessura do enxerto, caraterísticas do tecido removido (epitélio, lâmina própria, submucosa e periósteo) e instrumentos utilizados (lâmina 15C e elevador mucoperiosteal). Em relação à técnica convencional, outra diferença fundamental é que os autores preconizam o fechamento da ferida com poucos pontos de sutura. As vantagens da técnica microcirúrgica são a possibilidade de obtenção de um enxerto derivado exclusivamente da lâmina própria, a espessura uniforme e a preservação do tecido conjuntivo no retalho da área doadora. A microssutura contínua é utilizada na zona dadora para obter a coaptação da ferida na articulação da extremidade. As vantagens clínicas são a qualidade do tecido do enxerto (predominância de fibroblastos e feixes de colagénio), a cicatrização por intenção primária da zona dadora e o conforto pós-operatório.

Caso 7

Fig. 78

(a e b) Microincisão inicial num ângulo de 90 graus com a microlâmina 6961.

(c e d) Definição da espessura do retalho. (e e f) Orientação da microblade para obter um enxerto de 1 mm de espessura.

(g a i) Incisões na lateral e na base do enxerto.

(j) Colheita de SCTG nas dimensões pretendidas.

(k) Microssutura contínua com suturas 6-0. Note-se o fecho primário da ferida.

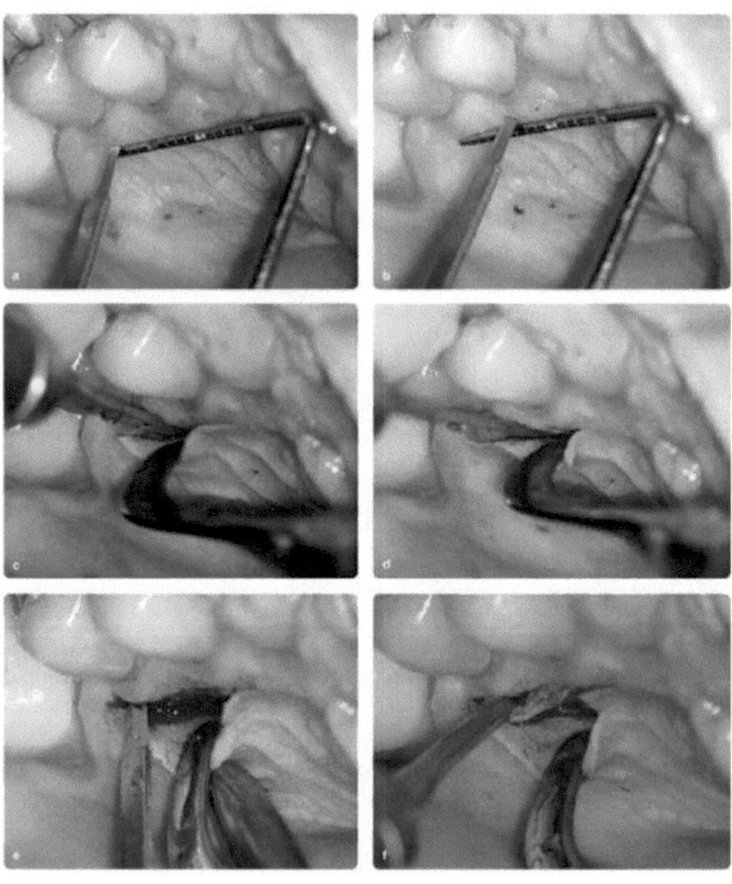

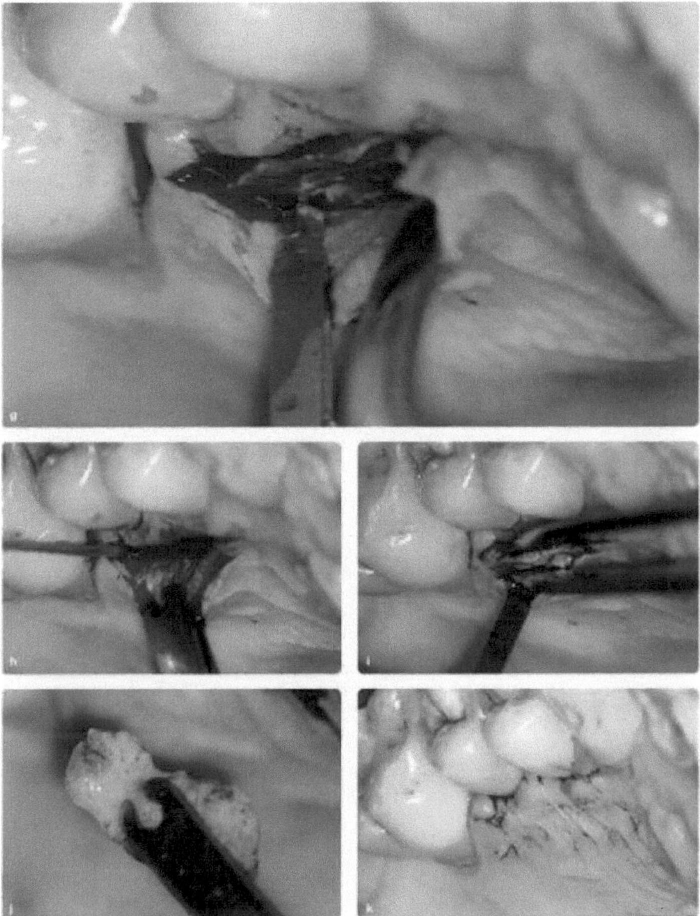

Fig. 78

Microincisões paralelas

Vários autores propuseram a utilização de duas incisões separadas por uma faixa de tecido epitelial de espessura variável. Harris[102] propôs o uso do bisturi de lâmina dupla, com distância de 1,5 mm entre as lâminas. As vantagens em relação às outras técnicas seriam a padronização da espessura do enxerto, a facilidade de obtenção de enxertos extensos e a eliminação de incisões verticais relaxantes no palato. O diferencial microcirúrgico da técnica de incisão única é a possibilidade de remover uma espessura uniforme e constante de 1mm (exclusivamente da lâmina própria), aumentar a extensão disponível (ultrapassando as barreiras anatômicas mesial e distal), preservar o tecido conjuntivo do retalho na área doadora e remover precisamente a camada epitelial do enxerto. A microssutura contínua é utilizada na zona dadora para conseguir a melhor aproximação possível dos bordos da ferida e a estabilização do coágulo. Mesmo assim, resulta uma pequena banda de cicatrização por segunda intenção. As vantagens clínicas são a qualidade do tecido do enxerto (predominância de fibroblastos e feixes de colagénio), a redução da área de cicatrização por segunda intenção (por 1 mm de distância entre incisões) e a qualidade pós-operatória.

Caso 8

Fig. 79

(a) Após a anestesia do local doador, a localização clínica do trajeto do ACP é realizada com um instrumento rombo.

(b e c) Um bisturi de lâmina dupla estabelece a espessura e a extensão do enxerto com um único movimento.

(d a j) Com uma única lâmina, o enxerto é separado nas extremidades laterais e na sua base.

(k e l) A camada epitelial é removida.

(m) O enxerto é dividido em duas partes e posicionado no local recetor.

(n) Microssutura contínua.

(o) Cicatrização pós-operatória no 7º dia, imediatamente após a remoção da sutura.

(p) Cicatrização pós-operatória no 21º dia.

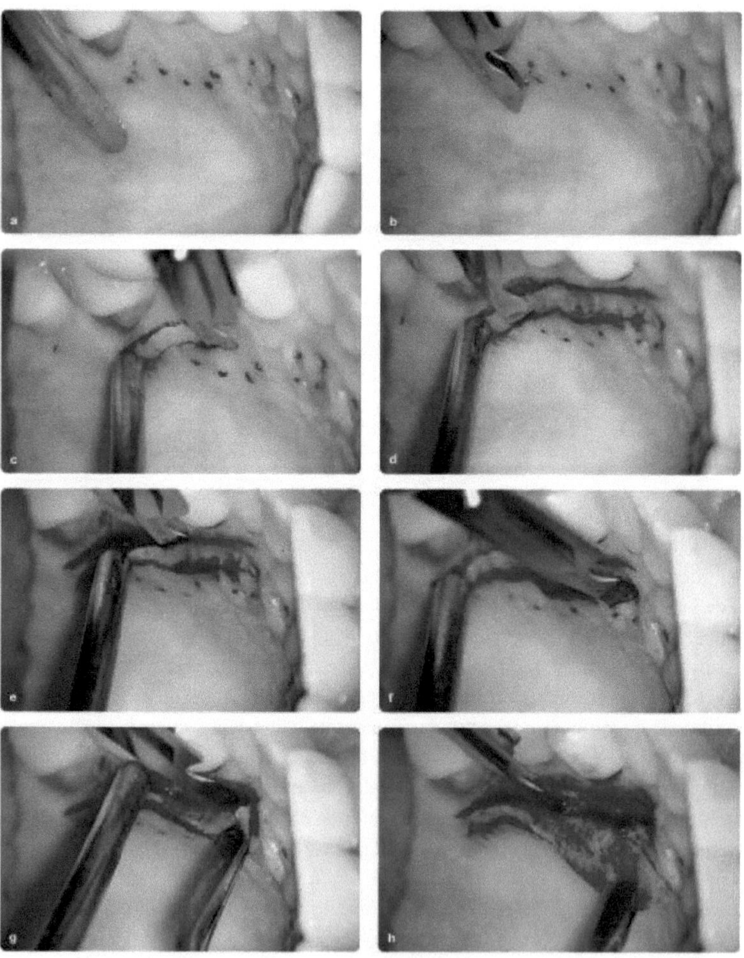

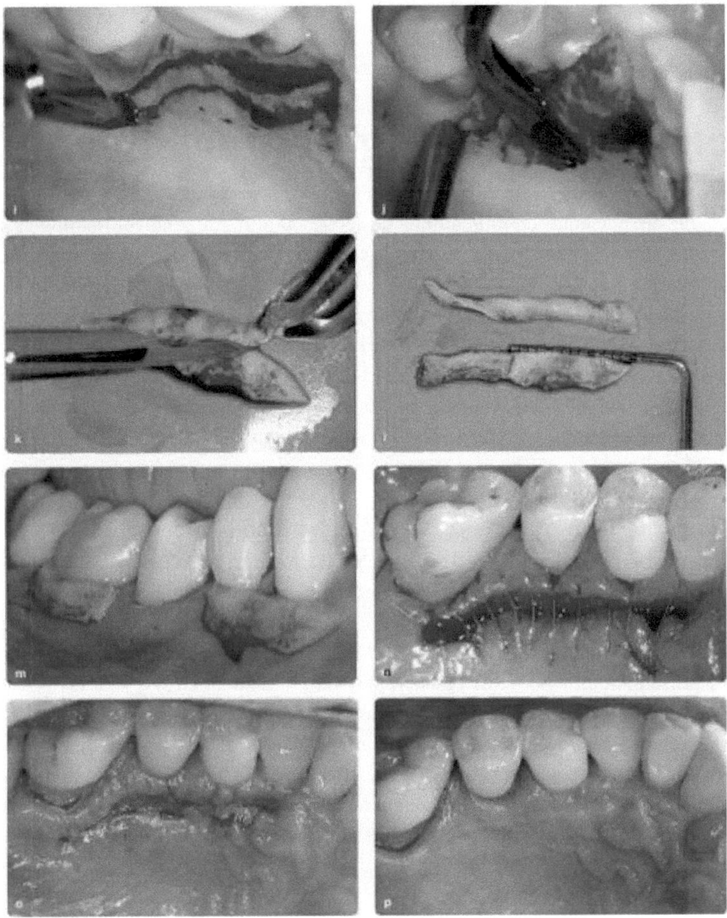

Fig. 79

CAPÍTULO 9

Ablação a laser assistida por microscópio de pigmentação gengival

Uma cor gengival saudável é um componente essencial de um sorriso encantador, especialmente em pacientes com uma linha de sorriso alta. A cor gengival fisiológica normal é coral ou rosa salmão, dependendo das variações fisiológicas do tecido periodontal, como o grau de vascularização, a espessura epitelial e a quantidade de pigmento de melanina.[103]

O conceito básico da despigmentação gengival é a remoção física do tecido gengival que circunda as áreas descoloridas. Foram desenvolvidos vários métodos terapêuticos para a remoção da HM, tais como abrasão com broca, eletrocirurgia, cirurgia química, criocirurgia, cirurgia a laser, gengivectomia, cirurgia fap, enxerto gengival e combinações destes. Uma das modalidades propostas, a cirurgia a laser, provou reduzir a invasividade do tratamento e é amplamente reconhecida. Diferentes lasers têm sido aplicados para remover a HM, como os lasers de CO2, diodo, Nd:YAG e Er:YAG[104].

Procedimentos de despigmentação da melanina ao microscópio[14]

A despigmentação da melanina com laser Er:YAG é efectuada sob anestesia local/tópica ou sem anestesia, dependendo da gravidade e extensão da pigmentação, bem como da preferência dos doentes. A irradiação laser é efectuada com um nível de energia de 50 a 80 mJ/pulso na definição do painel (saída de energia real de 25-40 mJ/pulso; densidade de energia de 8,8-14,2 J/cm2 por pulso para uma ponta de contacto de 600 µm de diâmetro) e uma taxa de repetição de 10-30 Hz sob pulverização de água num modo de contacto oblíquo com uma angulação de 20-30° em relação à superfície. A ablação inicial do tecido pigmentado na área ampla é normalmente efectuada com uma ampliação de 10 a 20 vezes sob monitorização microscópica, sendo os bordos papilares e as margens gengivais livres inicialmente deixados sem tratamento. O feixe de laser é aplicado utilizando uma "técnica de pincel" ou "técnica de movimento de varrimento", ou seja, um movimento contínuo e lento do feixe com sobreposição dos pontos de laser. Basicamente, o tecido epitelial acastanhado e de cor escura é mais macio em comparação com o tecido conjuntivo subjacente de cor branca, pelo que a ablação excessiva do tecido conjuntivo não ocorre normalmente com a irradiação de contacto oblíquo sob um campo cirúrgico claro criado por pulverização de água.

Após a primeira ablação completa da área tratada, a ligeira pigmentação remanescente (incluindo pigmentações lineares ligeiramente pontilhadas ou ocasionalmente múltiplas, como a parte inferior das rete pegs do epitélio) é cuidadosamente removida com uma ampliação 20-30 vezes maior, com um ajuste delicado do foco. Além disso, se necessário, os bordos papilares e as superfícies da margem gengival livre são ablacionados. Assim, a utilização de um microscópio cirúrgico facilita a deteção minuciosa e a eliminação quase completa da pigmentação ligeiramente remanescente, bem como a irradiação cuidadosa das áreas delicadas da margem gengival e da papila.

Cicatrização de feridas e perceção da dor

Imediatamente após o procedimento, o tecido conjuntivo gengival de cor branca fica exposto com uma ligeira hemorragia; no entanto, a hemostase espontânea é conseguida em poucos minutos e não é necessário suturar. Os pensos periodontais geralmente não são necessários, mas podem ser aplicados consoante a preferência do paciente. A medicação pós-operatória não é normalmente necessária no caso de tratamento de pequenas áreas devido à invasividade mínima; no entanto, podem ser aconselhados analgésicos e antibióticos, dependendo da gravidade da área tratada e do pedido do paciente. Normalmente, com áreas superiores a aproximadamente 5 x 5 mm2, é prescrita amoxicilina durante 2 dias e loxoprofeno sódico para a dor.

Caso 9

Um paciente do sexo masculino de 28 anos de idade solicitou a remoção de HM severa na área anterior do maxilar.[104] O tecido periodontal do paciente era saudável. Após a administração de anestesia local (0,9 ml de lidocaína a 2%), a microcirurgia com laser Er:YAG foi realizada sob pulverização de água, com uma definição de energia do painel de 70 mJ/pulso (saída de energia real ~35 mJ/pulso, densidade de energia ~12,4 J/cm2 /pulso) e 30 Hz no modo de contacto oblíquo, utilizando uma ponta de contacto curva com um diâmetro de 600 µm (Fig. 80b). O tecido epitelial pigmentado foi ablacionado de forma cuidadosa e eficaz, sem grandes alterações térmicas no tecido conjuntivo irradiado (ampliação, 1020x) (Fig. 80). Após a remoção principal do tecido gengival pigmentado aderente, o tecido pigmentado ligeiramente remanescente foi cuidadosamente ablacionado, incluindo a superfície exterior da margem gengival e da papila (ampliação, 20-30x). Foi possível evitar deixar tecido depositado com melanina e efetuar o procedimento de forma eficaz, lavando os resíduos com o spray de água do laser Er:YAG sob monitorização microscópica (Fig. 79c). Foi observada uma ligeira hemorragia imediatamente após a ablação, mas a hemostase espontânea foi conseguida em poucos minutos e não foram observadas alterações térmicas visíveis, tais como carbonização e coagulação grave do tecido gengival. Não foi aplicado qualquer pacote periodontal ou medicação pós-operatória. O doente sentiu uma dor ligeira a moderada, de acordo com uma escala visual analógica (EVA) de 18 (máx. 100), registada na noite seguinte ao tratamento, sem dor registada um dia após a ablação. 1 semana após a cirurgia, a gengiva ablacionada mostrou uma epitelização quase completa com um aspeto saudável (Fig. 80d) e 2 semanas após a cirurgia, a espessura da gengiva recuperou. A cicatrização completa foi observada 1 mês após a cirurgia (Fig. 80e). Três meses após a cirurgia, o local tratado estava estável e o doente estava muito satisfeito com a melhoria da cor da gengiva (Fig. 80f).

Fig. 80.

a. Hiperpigmentação melanínica severa generalizada na arcada superior, na primeira consulta.

b. Sob uma quantidade modesta de anestesia local, a irradiação com laser Er:YAG (configuração da energia do painel 70 mJ/pulso, 30 Hz, com pulverização de água) foi efectuada em modo de contacto oblíquo utilizando uma ponta curva de 80° com um diâmetro de 600 µm.

c. Foi efectuada uma microcirurgia com laser Er:YAG para despigmentação da melanina. A utilização do microscópio cirúrgico facilita a deteção minuciosa e a eliminação quase completa de pequenas áreas de pigmentação remanescente, bem como a irradiação cuidadosa da área delicada da margem gengival e da papila. Imediatamente após a despigmentação da melanina com laser Er:YAG, não se verificam lesões térmicas graves, como a carbonização e a coagulação grave do tecido gengival.

d. 1 semana após a cirurgia, a gengiva ablacionada mostrou uma rápida epitelização com um aspeto saudável.

e. Após 4 semanas de pós-operatório, observou-se uma cicatrização completa sem recidivas, recessões gengivais ou deformações.

f. Após 3 meses de pós-operatório, a cor da gengiva apresenta uma excelente melhoria.

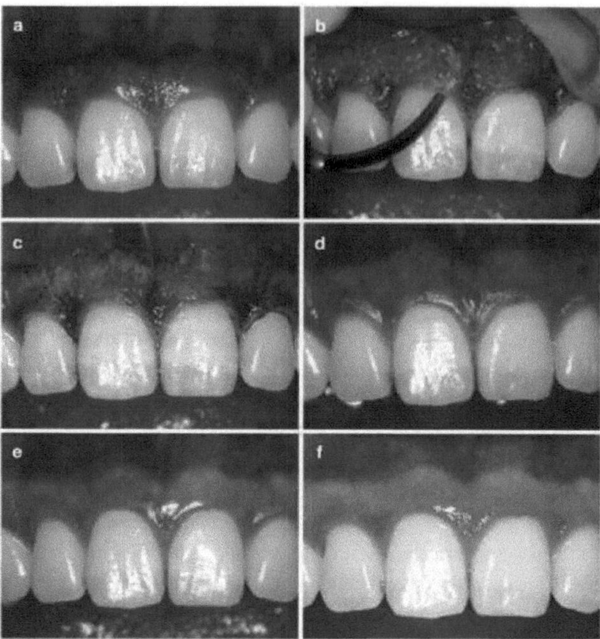

Fig. 80

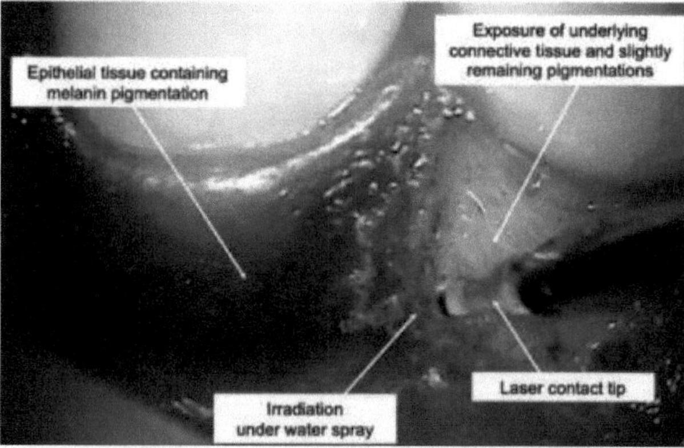

Fig. 81 Vista ampliada durante a realização de microcirurgia para despigmentação da melanina.

CAPÍTULO 10

Microcirurgia de implantes: A técnica SMILE

Durante anos, investigadores e clínicos têm trabalhado no sentido de concretizar o potencial dos implantes dentários para restaurar dentes anteriores maxilares falhados. Os implantes cónicos têm sido excecionalmente previsíveis e altamente bem sucedidos1 e têm sofrido vários avanços biológicos, tecnológicos e restauradores nos últimos anos; esta convergência da investigação clínica com a experiência restauradora tem favorecido a colocação imediata de implantes dentários para a restauração de um dente anterior maxilar que falhou.[106] Além disso, a provisionalização imediata de implantes dentários de um único dente tem demonstrado ser um tratamento viável. No entanto, a colocação imediata de implantes e a provisionalização apresentam dificuldades clínicas quando realizadas macrocirurgicamente em vez de microcirurgicamente. As diferenças incluem visualização prejudicada, maior trauma, menor precisão na remoção do dente, um campo mal iluminado e muitas vezes sangrento, colocação e angulação incorrectas do implante, dificuldade com os contornos e suporte de tecidos moles associados à provisionalização imediata, perfil de emergência incorreto e estética deficiente[107].
A aplicação de princípios microcirúrgicos à extração cirúrgica de dentes pode resultar numa redução significativa do trauma no local da extração. O aumento da acuidade visual possibilitado pelo microscópio permite ao cirurgião aumentar a precisão do movimento motor e ver nuances na direção do movimento do dente durante a luxação. Estes movimentos subtis, que não são visíveis com a macrovisão normal, podem indicar um caminho de menor resistência para a raiz durante a extração. Isso pode resultar em menos trauma para o osso alveolar, a gengiva e as papilas[76]

A osteotomia de implantes efectuada com o microscópio é uma experiência única para o cirurgião. Devido ao aumento da iluminação e da acuidade visual, as paredes do alvéolo e o ápice parecem grandes e claramente visíveis. Na maxila anterior, o osso mais favorável para a colocação do implante encontra-se nos aspectos palatino e apical do alvéolo. Por conseguinte, a osteotomia deve ser efectuada num ângulo em relação à parede do alvéolo, utilizando uma broca de corte lateral. As brocas helicoidais não foram concebidas para este fim, uma vez que seguem na direção da menor densidade óssea e para dentro do alvéolo aberto. Sem a utilização de brocas de corte laterais antes de cada aumento incremental do tamanho da broca helicoidal, a angulação e a posição do implante deslocar-se-ão invariavelmente para a face vestibular do alvéolo de extração. A iluminação coaxial e a ampliação estereoscópica proporcionadas pelo microscópio permitem uma preparação e colocação precisas do implante numa posição estável e estética.[40]

Há mais de 22 anos, o Dr. Dennis Shanelec foi pioneiro e mudou a medicina dentária de implantes com a técnica SMILE (simplified microsurgical implant lifelike esthetics), também definida como colocação microcirúrgica imediata de implantes e restaurações provisórias em locais estéticos anteriores. Este procedimento baseado em microscópio para a colocação imediata de implantes e restaurações provisórias estabeleceu uma técnica extremamente previsível para manter os mais elevados padrões estéticos naturais, mesmo nos casos clínicos mais difíceis.

A técnica microcirúrgica SMILE (Simplified Microsurgical Implant Lifelike Esthetic) oferece várias vantagens

- Precisão cirúrgica
- Redução do traumatismo dos tecidos
- Excelente iluminação do campo operatório
- Perfuração precisa para a colocação do implante
- Coroa provisória com perfil de emergência adequado
- Fecho primário da ferida

As coroas provisórias imediatas mantêm consistentemente as alturas das papilas mesial e distal quando a plataforma do implante é colocada 5 mm ou menos abaixo da crista das papilas. No entanto, ocorrerá uma recessão gengival vestibular de aproximadamente 1 mm, a menos que seja efectuado um enxerto de tecido conjuntivo subepitelial concomitante (1,5 mm de espessura). No caso de recessões gengivais pré-existentes (tanto nos dentes com falha como nos adjacentes), estas devem ser tratadas no momento da cirurgia. A infeção pré-existente em torno do dente com falha não é uma contraindicação ao tratamento. No entanto, é necessário um desbridamento completo do alvéolo sob ampliação. O alvéolo também deve ser inundado com uma solução de tetraciclina a 3% para proporcionar a descontaminação durante a osteotomia. Os dentes fracturados ou avulsionados devem ser tratados o mais rapidamente possível. A técnica SMILE foi desenvolvida para resolver estas questões e evitar o potencial comprometimento estético através da incorporação de precisão microcirúrgica. As vantagens da técnica SMILE incluem uma taxa de sucesso extremamente elevada, excelente estética imediata e aceitação do paciente, e uma restauração definitiva que é fabricada replicando o perfil de emergência provisório.

Atualmente, mais de 1700 casos da técnica SMILE foram completados com sucesso e documentados pelo Dr. Shanelec e membros do Dentorati, um clube de estudo microcirúrgico. Desses casos, há 18 em que o implante não se integrou e 6 casos que se perderam no seguimento após a colocação de implantes e provisórios. O sucesso da técnica SMILE é atribuído à aplicação cuidadosa dos passos microcirúrgicos pormenorizados descritos abaixo. O objetivo é a restauração imediata de implantes e provisórios numa cavidade de extração com uma estética excelente e uma osteointegração previsível dos implantes dentários. O sucesso é atribuído à conclusão exaustiva e precisa de cada um dos passos microcirúrgicos associados à técnica. É necessário um nível de competência através da experiência como microcirurgião para efetuar a técnica SMILE.[81]

PASSO	
1	Todos os procedimentos são efectuados ao microscópio com ampliações de 10* a 20*
2	Fazer um molde de silicone transparente do dente que está a falhar para fotopolimerizar o compósito para o provisório (Fig.82a)
3	Criar uma coroa de compósito fluida que replique a anatomia do dente que está a falhar

	(Fig. 82b, c).
4	Extração atraumática, NO faps. (fig. 83a-b).
5	Desbridamento completo do alvéolo microscópico do tecido de granulação lateral e apical. (fig.83a-b).
6	Descontaminação do alvéolo com uma solução de antibiótico ou de hipoclorito de sódio durante 30 s
7	Utilizar brocas de corte lateral para alinhar a osteotomia com a parede palatina do alvéolo. (Fig.84)
8	O implante é colocado com o ápice do implante posicionado palatalmente e a plataforma do implante aproximadamente 2 mm em direção à vestibular (Fig.85a, b)
9	Posicionar a plataforma do implante aproximadamente 5 mm abaixo das papilas mesial e distal
10	Posicionar o aspeto palatino da plataforma na crista óssea palatina do alvéolo. (Fig.85a, b)
11	Utilizar um implante de diâmetro adequado com 12-14 mm de comprimento
12	Utilizar uma plataforma de implante hexagonal interna ou externa normalizada
13	Colocar o implante com um binário mínimo de 35 Ncm
14	Preencher o espaço do alvéolo bucal com aloenxerto ósseo, xenoenxerto ou material de enxerto ósseo de células estaminais até ao nível da plataforma do implante. (Fig. 85c, d)
15	Comprimir o material de enxerto de superfície 1-2 mm para criar um selo de enxerto ósseo finamente pulverizado. (Fig. 85d)
16	Moldar uma membrana de colagénio de forma livre ou utilizar Avitene (Microfbril, Collagen Hemostat, Davol, Inc., Warwick, RI, EUA) sobre o auto-enxerto ósseo. (Fig.85e)
17	Esvaziar a coroa da concha do passo 3. (Fig. 82d)
18	Colocar a coroa em concha no pilar opaco na boca. (Fig. 86a, b)
19	Eliminar o flash e preencher os contornos subgengivais com compósito fluido
20	Criar e verificar o perfil de emergência para apoiar mas não distorcer o tecido bucal e as papilas
21	Efetuar um molde da metade gengival do provisório fixado ao análogo do implante. (Fig. 87)
22	Polir e esmaltar o provisório. (Fig. 86c).
23	Curar o provisório com uma luz de xénon de alta intensidade para eliminar o monómero livre
24	Colher um enxerto de tecido conjuntivo do palato e colocá-lo num envelope bucal. (Fig. 88a, b)
25	Colocar o enxerto de tecido conjuntivo no túnel
26	Depois de libertar as papilas, avançar o fap com sutura de polipropileno 6-0, conforme necessário. (fig.89)
27	Preencher o espaço do parafuso no interior do implante com gel de metronidazol
28	Depois de instalar a coroa provisória com o binário adequado (35 Ncm), coloque fita de Teflon não esterilizada acima da cabeça do parafuso e sele o acesso com compósito
29	Reduzir a oclusão para remover todos os contactos de movimento excursivo
30	Fabrico de uma coifa de impressão personalizada para a impressão final do dentista

	restaurador da restauração do implante, com exatamente os mesmos contornos que a coroa provisória original em compósito personalizado. (fig.90a-e)
31	Efetuar avaliações pós-operatórias de 4 em 4 semanas até à restauração definitiva
32	Proceder à restauração definitiva não antes de 3 meses de cicatrização. (fig.91a, b)
33	Avaliação pós-operatória da coroa de cerâmica, tanto clínica como radiograficamente, 1 mês após a colocação e, posteriormente, anualmente. (fig.91c, d e fig.92a, b)

Tabela. 12. Fluxograma sequencial da técnica de colocação de implantes na zona estética microscópica.

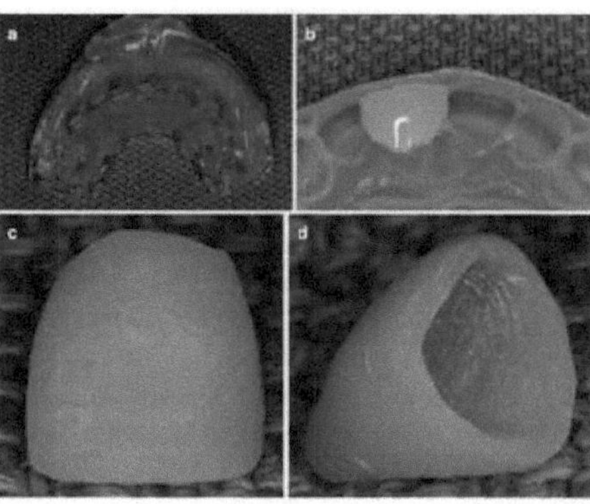

Fig. 82

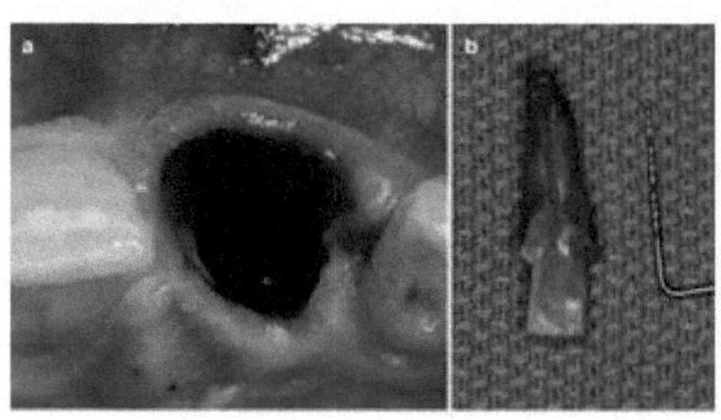

Fig. 83

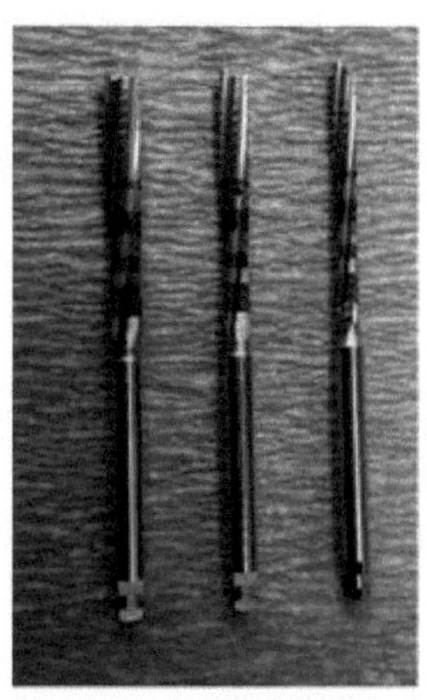

Fig. 84

Fig. 82 Fig. 83 Fig. 84

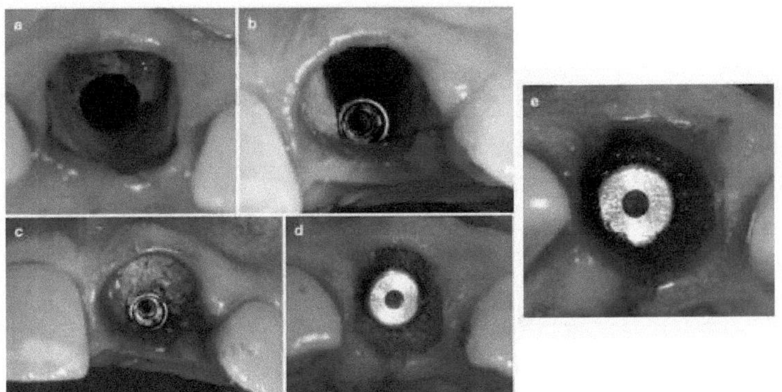

Fig. 85

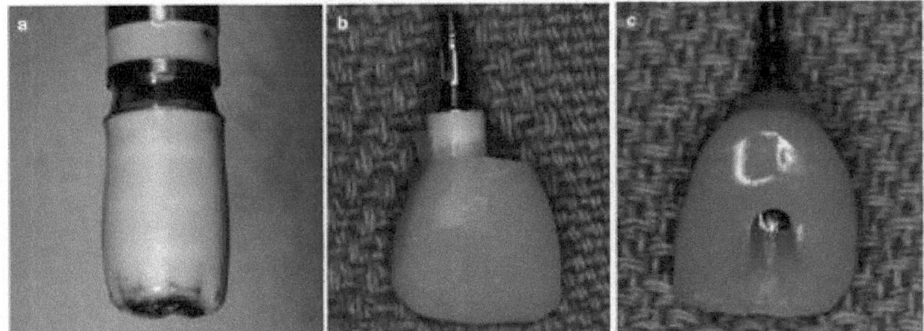

Fig. 85 Fig. 86

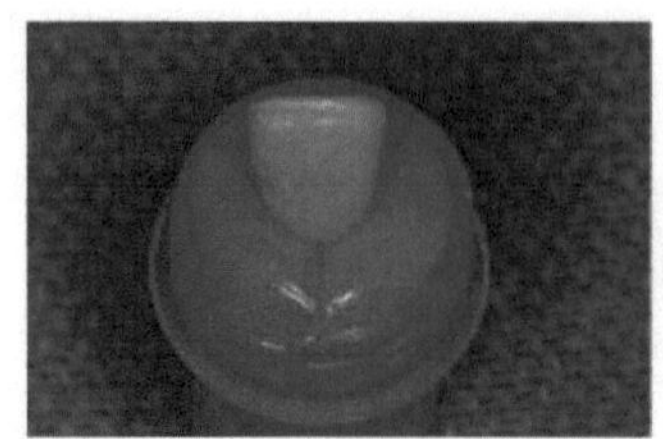

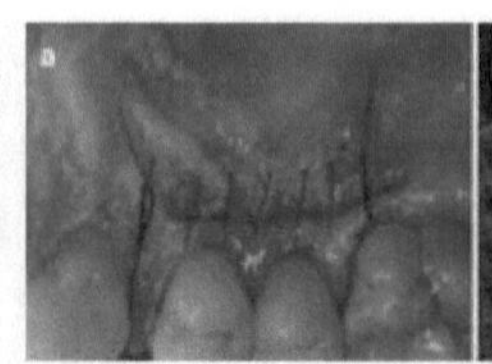

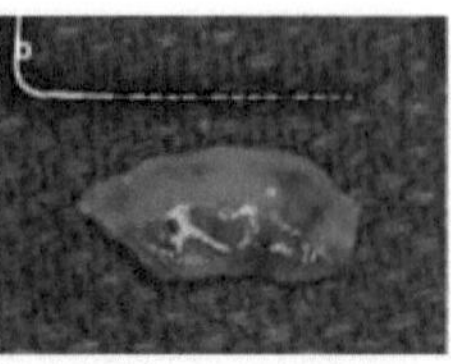

Fig. 87 Fig. 88

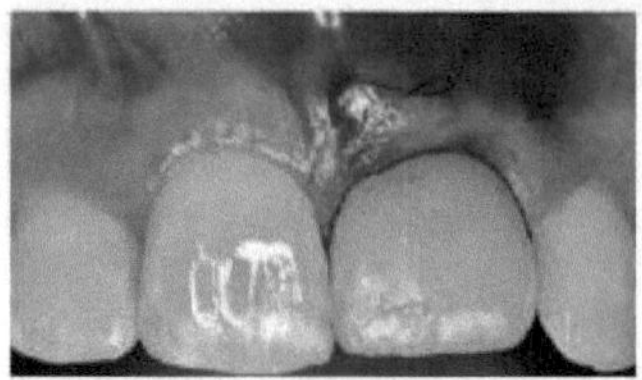

Fig. 89

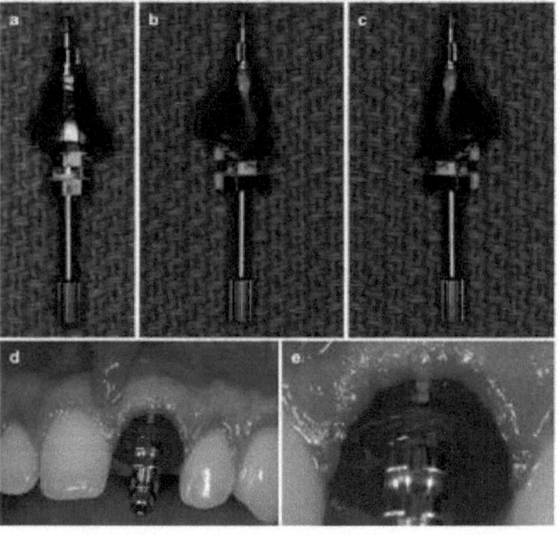

Fig 90

Fig. 87 Fig. 88 . 89 Fig 90

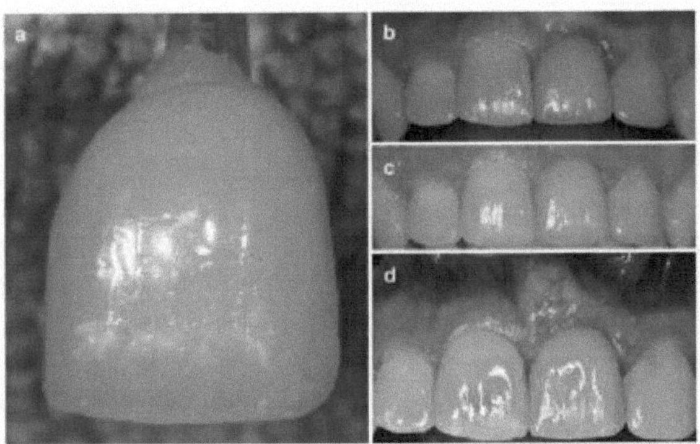

Fig. 91

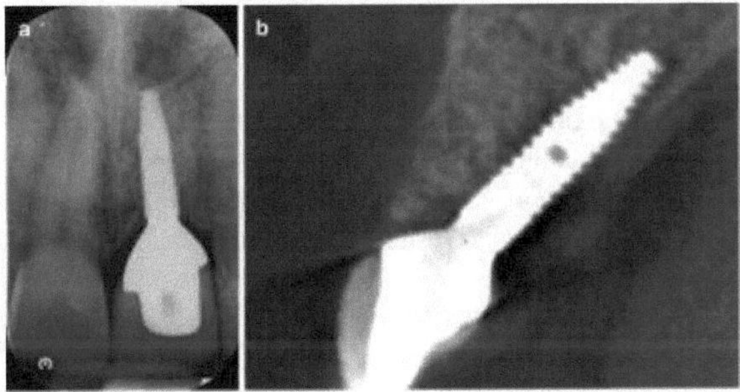

Fig. 92

Fig. 91 Fig. 92

Microcirurgia de implantes

Todas as fases deste tratamento com implantes são possíveis utilizando um microscópio operatório com uma ampliação de trabalho superior a 10x. Devido à minimização do trauma tecidular associado à microcirurgia, os pacientes referem pouco ou nenhum desconforto após a cirurgia combinada de remoção microcirúrgica do dente, colocação precisa do implante no alvéolo e colocação de uma restauração provisória anatomicamente correta.

Moldagem em silicone do dente com defeito (etapa 2,3)

Antes de qualquer extração ou cirurgia de colocação de implantes, deve ser feita uma impressão de silicone transparente do dente em falha para estabelecer a junção dentogengival e o perfil de emergência adequado para a coroa do implante. (Fig.82)

Trauma mínimo de extração (passos 4-6)

O microscópio aumenta a acuidade visual e melhora a destreza cirúrgica. Os princípios e instrumentos microcirúrgicos são aplicáveis às extracções dentárias para preservar a anatomia gengival e óssea. As raízes podem ser removidas verticalmente dos seus alvéolos com forças laterais mínimas, evitando assim danos nas papilas gengivais.[106] Além disso, a ampliação permite aos cirurgiões determinar nuances subtis na direção da luxação que não são aparentes de outra forma. Após a extração, o sulco é desepitelizado com um diamante de chama. Subsequentemente, os alvéolos são cuidadosamente desbridados de tecido de granulação e irrigados durante 30 segundos com solução de tetraciclina a 3%. (Fig.83)

Perfuração no alvéolo de extração (passo 7)

A perfuração em alvéolos de extração requer competências diferentes da perfuração em locais edêntulos. O osso mais favorável na maxila anterior encontra-se tanto palatalmente como apicalmente ao alvéolo; por conseguinte, a perfuração deve ser efectuada num ângulo em relação à parede do alvéolo. As brocas helicoidais não foram concebidas para esse fim e tendem a seguir na direção do osso menos denso. Como tal, a utilização de uma broca helicoidal para este passo resultará frequentemente no direcionamento da preparação para a placa labial. O local da osteotomia deve ser redireccionado utilizando brocas de corte laterais ou ultra-sons antes de cada aumento incremental do tamanho da broca helicoidal ou a angulação e a posição da osteotomia do implante deslocar-se-ão invariavelmente para a face vestibular (Fig. 84). Com a ampliação e a iluminação proporcionadas pelo microscópio, a perfuração na parede lateral do alvéolo cirúrgico pode permitir uma colocação estável e estética dos implantes maxilares anteriores.

Colocação do implante (passos 8-16)

Os implantes com 4 mm de diâmetro, 15 a 18 mm de comprimento e conicidade de 2 graus podem ser colocados com o ápice posicionado palatalmente e a plataforma do implante vestibularmente 2 mm em direção à vestibular. Estes implantes colocados nos locais de osteotomia de extração podem ser apertados com um torque de 67 Ncm. A geometria da rosca dos implantes cónicos de 2 graus utilizados melhora a estabilidade inicial do implante sem perigo de compressão óssea lateral. O xenoenxerto bovino é colocado no espaço bucal do alvéolo até à crista do alvéolo. O osso autógeno fresado da preparação do local é filtrado e lavado com água esterilizada e uma solução de tetraciclina a 3%. O osso é utilizado para formar uma vedação laminar de 2 mm acima do xenoenxerto bovino. É colocada uma camada de colagénio microfibrilar sobre o osso reciclado antes da colocação da restauração provisória do implante (Fig. 85)

Coroa provisória suportada por implante (passos 17-23)

Para preservar a estética natural, a coroa provisória do implante deve suportar a gengiva circundante exatamente como o dente extraído (Fig. 86). Isto requer a colocação de um pilar de titânio aparafusado opaco, a criação de uma coroa de concha de compósito oca a partir de um molde de silicone transparente do dente em falha, a cimentação da coroa de concha ao pilar opaco na boca e a eliminação de qualquer flash (Fig. 89). O perfil subgengival é moldado individualmente para cada paciente no momento da cirurgia. Os espaços vazios e as arestas são eliminados e a coroa provisória é cuidadosamente contornada para suportar o tecido gengival. O perfil de emergência é criado e verificado de forma a suportar a gengiva mas não distorcer os tecidos bucais e interproximais. Como passo final, a coroa provisória é polida e vidrada. A utilização de compósito fotopolimerizável assegura que não existe monómero livre que possa irritar o tecido ou o osso. É efectuada uma impressão da metade gengival da coroa provisória ligada ao implante para facilitar uma coifa de transferência de impressão personalizada. O pilar provisório de titânio maquinado reduz a possibilidade de a coroa provisória se soltar.

Procedimento cirúrgico final para o sucesso estético (etapas 24-26)

O espaço do alvéolo bucal resultante da extração e da colocação do implante em ângulo palatino é preenchido com xenoenxerto ósseo até ao nível da plataforma do implante. A superfície é comprimida para criar uma vedação fina do xenoenxerto. O pó de osso de auto-enxerto filtrado é então colocado ao nível da plataforma e comprimido, e uma membrana de colagénio é moldada sobre o auto-enxerto. É criado um retalho de espessura dividida do envelope bucal e um enxerto de tecido conjuntivo colhido do palato é colocado no envelope bucal. Após a libertação das papilas, o retalho é avançado com suturas de polipropileno 6-0, conforme necessário.

Oclusão e selagem provisória do implante (etapas 27-29)

A carga prematura é evitada ajustando a oclusão para um contacto mínimo. A confirmação da ausência de contacto oclusal cêntrico e lateral é efectuada com cera verde indicadora de oclusão de 1 mm. São estabelecidos contactos proximais simétricos e ligeiros. Uma vez verificada a oclusão, o espaço do parafuso é preenchido com gel de metronidazol, a restauração provisória é instalada, a fita de politetrafluoroetileno é colocada acima da cabeça do parafuso e o acesso é selado com compósito. (Fig.90) A técnica SMILE permite que os pacientes saiam do consultório dentário com um dente provisório estético sem carga, firmemente ancorado ao implante. Uma coroa provisória imediata assegura que os pacientes nunca ficam sem um dente de aspeto natural. A coroa provisória também assegura que a gengiva não fica sem suporte durante a osteointegração.

Restauro definitivo (passos 30-33)

O paciente é examinado no pós-operatório às 2 e 6 semanas. A restauração definitiva pode ser iniciada às 8 semanas. Durante a moldagem final, o perfil subgengival exato da coroa provisória é transmitido ao ceramista através de uma moldagem feita do terço gengival da coroa provisória com um análogo de implante anexado. Isto cria uma cópia de transferência de impressão personalizada que replica o perfil de emergência da coroa provisória[93] (Fig. 91). É então utilizado um scanner de computador para criar o pilar e a coroa definitiva em zircónio. Este protocolo assegura que o pilar final corresponde exatamente à forma do dente original e ao perfil de emergência da coroa provisória. Trabalhando juntos como uma equipa, o cirurgião, o dentista restaurador e o ceramista podem combinar as suas capacidades para criar um dente em harmonia natural com o sorriso e a aparência geral dos dentes adjacentes (Fig. 92).[109]

Direcções futuras

Em última análise, o objetivo será que a comunidade periodontal e de implantes considere a adoção desta tecnologia útil para os cuidados dos pacientes. A principal prioridade é incentivar a investigação de alta qualidade para estudar as diferenças na cicatrização de feridas e no comportamento dos tecidos com e sem a utilização do microscópio operatório. É certo que são necessárias mais provas da utilização do microscópio operatório para melhorar a cicatrização de feridas e os resultados cirúrgicos. Os estudos que avaliam a influência da abordagem minimamente invasiva e da utilização de instrumentos finos nos resultados clínicos melhorarão a nossa compreensão e fornecerão orientações futuras. A adoção do microscópio operatório na especialidade de endodontia é uma história de sucesso que poderia ser duplicada na dentisteria periodontal e de implantes. Será importante estudar a forma como a formação em microscópio operatório foi desenvolvida nos domínios da endodontia e da OFMS. Assim, estas lições podem ser aprendidas e implementadas no domínio periodontal e de implantes. Seria o primeiro passo lógico incluir aulas teóricas de microcirurgia e exercícios práticos como cursos periodontais electivos. Simultaneamente, devem ser desenvolvidos e eventualmente acreditados programas de formação em que os formandos dediquem 1 a 2 anos de esforços dedicados ao domínio da microcirurgia. Estes programas de subespecialidade podem formar eficazmente cirurgiões que podem depois tornar-se treinadores de sementes para promover a microcirurgia e cumprir as exigências crescentes de formação. A nível pré-doutoral, deve ser implementado um programa eletivo para que os estudantes de medicina dentária possam ser expostos a esta tecnologia na sua fase inicial de aprendizagem. Os estudantes interessados podem ser identificados e podem ser ministradas acções de formação avançadas. Por fim, é essencial envolver a indústria e as empresas relacionadas para fornecer financiamento e equipamento para apoiar cursos de formação, investigação e desenvolvimento de produtos.[14]

Atualmente, na periodontia, a microcirurgia encontra-se na mesma posição que ocupava na medicina num passado recente. A microcirurgia periodontal partilha com a microcirurgia médica os atributos que influenciarão positivamente a sua aceitação profissional. Estes incluem melhores resultados cosméticos, maior previsibilidade, menos dor e maior aceitação por parte dos pacientes. Por outro lado, factores como a pressão dos seguros e a avaliação pelos pares nos hospitais não existem para os periodontistas. No entanto, é provável que a aceitação da microcirurgia pelos periodontistas dependa de uma série de factores. Um deles será, sem dúvida, a vantagem de marketing que os periodontistas individuais percepcionam ao serem os primeiros a oferecer este serviço à sua comunidade dentária. Outro fator será a maior aceitação por parte dos pacientes da microcirurgia periodontal em comparação com a cirurgia periodontal convencional. Para além dos factores de marketing, os periodontistas têm de acabar por reconhecer que os benefícios clínicos que a microcirurgia oferece aos pacientes ultrapassam o tempo e as despesas necessárias para aprender as técnicas. Quando a microcirurgia acabar por ser aceite, os periodontistas começarão a aprender o mais possível sobre o desenvolvimento e a adaptá-lo com entusiasmo às suas práticas. Há razões para acreditar que a microcirurgia pode ser aceite mais rapidamente do que os novos desenvolvimentos clínicos anteriores em periodontia. Em primeiro lugar, os princípios da técnica atraumática e do encerramento primário da ferida, fundamentais para a microcirurgia, são já objectivos aceites em princípio pelos periodontistas[110].

Um número substancial de periodontistas já adoptou a utilização de baixa ampliação nas suas práticas e reconhece o seu valor. O que falta atualmente entre os periodontistas é a compreensão de que as capacidades cognitivas e motoras atualmente utilizadas nas suas cirurgias podem ser treinadas para funcionarem com níveis de precisão muito mais elevados do que alguma vez se imaginou. Utilizando uma ampliação de x2O, os microcirurgiões vasculares efectuam rotineiramente a anastomose de vasos com um diâmetro de 1 mm ou inferior. Utilizando uma ampliação de x120, os biólogos celulares efectuam habitualmente operações subcelulares em mitocôndrias e cromossomas. Utilizando uma ampliação na ordem dos x10-20, os periodontistas podem facilmente aprender a aumentar a precisão das suas capacidades motoras de tolerâncias de 1-2 mm para 10 pm. Numa prática periodontal microcirúrgica totalmente desenvolvida, talvez 70 a 80% dos procedimentos microcirúrgicos periodontais típicos possam ser realizados com o microscópio cirúrgico a x10-20. O resto do procedimento poderia ser realizado com alças sob x6-8 usando habilidades motoras aprimoradas aprendidas e condicionadas durante as sessões de treinamento de microcirurgia com um escopo.[110]

RESUMO E CONCLUSÃO

A visualização da cirurgia periodontal sob ampliação impressiona o cirurgião periodontal com a aspereza da manipulação cirúrgica convencional. O que, a olho nu, parece ser uma cirurgia suave, revela-se, sob ampliação, como um esmagamento e rasgamento grosseiros de tecidos delicados. O microscópio cirúrgico proporciona uma tríade microcirúrgica de iluminação, ampliação e um ambiente de maior precisão no qual as competências cirúrgicas podem ser aperfeiçoadas. A acuidade visual melhorada proporcionada pela ampliação abre um mundo totalmente novo àqueles que se esforçam e dedicam tempo para se tornarem proficientes nos princípios e procedimentos microcirúrgicos. A incorporação de instrumentos, suturas e agulhas mais pequenos neste ambiente permite ao médico aumentar a precisão das suas competências cirúrgicas.[3]

A microcirurgia periodontal, quando efectuada por um cirurgião qualificado, pode representar um meio eficaz de melhorar o resultado. Embora a microcirurgia periodontal tenha tido o seu início com a cirurgia mucogengival, tem aplicação em todas as áreas da terapia periodontal para aqueles que se tornam proficientes nesta nova e desafiante área da tecnologia. A aplicação dos princípios microcirúrgicos representa uma extensão dos procedimentos cirúrgicos periodontais universalmente aceites, através dos quais a manipulação suave dos tecidos moles e duros e o encerramento extremamente preciso das feridas são possíveis através da ampliação e de técnicas cirúrgicas bem planeadas e bem executadas[111].

A microcirurgia periodontal está a dar os primeiros passos, mas desempenhará um papel importante no futuro. A pequena escala da microcirurgia apresenta desafios únicos em termos de destreza e perceção. A sua execução é sensível à técnica e mais exigente do que os procedimentos periodontais convencionais. A utilização da ampliação aumentou em muitas áreas da medicina dentária. Os princípios essenciais de manipulação suave dos tecidos, aproximação exacta, hemostase meticulosa e destruição mínima dos tecidos são as caraterísticas da abordagem microcirúrgica. A compreensão dos princípios ópticos que regem a ampliação é também essencial para a sua aplicação bem sucedida aos procedimentos dentários. Existem muitas indicações em que a microcirurgia periodontal pode ser benéfica. O trauma reduzido e a relativa ausência de dor que a microcirurgia oferece são uma alternativa apelativa às abordagens cirúrgicas tradicionais. A microcirurgia periodontal proporciona uma melhoria na previsibilidade, nos resultados cosméticos e no nível de conforto do paciente em relação aos procedimentos cirúrgicos periodontais convencionais.[112] Para concluir, podemos dizer que a microcirurgia periodontal pode ser uma revolução na medicina dentária, se aplicada adequadamente.

BIBLIOGRAFIA

1. Tonetti MS. Avanços em periodontologia. *Cuidados dentários primários.* 2000(4):149-52.

2. Kiran Kumar N, Chandhra Mohan P, Ramesh Babu, Srikanth C, Arpita Paul R. Novas Tendências em Periodontia. *J evol med dent sci* 2012; 1(4):546-58.

3. Dr. Pooja P. Suryavanshi, Dr. M.L. Bhongade. Microcirurgia periodontal: Uma nova abordagem à cirurgia periodontal. *Int J sci & res* 2017; 6(3):785-89.

4. Daniel RK. Microcirurgia: Através do espelho. *N Engl J Med.* 1979;300(22):1251-57.

5. Serafin D. Microcirurgia: Past, Present, And Future. *Plast Reconstr Surg.* 1980;66(5):781-85.

6. Burkhardt R, Hürzeler MB. Utilização do Microscópio Cirúrgico para Cirurgia Periodontal Plástica Avançada. *Pract Periodontics Aesthet Dent.* 2000;12(2):171-82.

7. Michael G. Newman, Henry H. Takei, Perry R. Klokkevold FAC. Carranza's clinical periodontology, 10ª ed., São Paulo. Pg 1030-35.

8. Belcher A. Perspective on Periodontal Microsurgery.*Int J Periodontics Restorative Dent.* 2001; 21(2):191-96.

9. Satyanarayana D, Vikram Reddy G, e Raja Babu P. Microcirurgia periodontal: Uma Perspetiva em Mudança. *Indian J Dent Adv* 2011; 3(4): 698-704.

10. Luciano Bonatelli Bispo. O Microscópio Operatório nas Cirurgias Periodontais. *Sci Arch Dent Sci.* 2020;3(3):25-30.

11. Tripathi S, Gupta S, Khan M A, Gowrav P, Jalali V, Dr.Sharda A.Periodontal Microsurgery- The Growing Wave Of Magnification. *World J Pharmac Res* 2019;8(7):375-87.

12. Andhare MG, Pratibha SG, Shriniwas VK. Microcirurgia periodontal: Um Aspeto de Tratamento Muito Necessário em Periodontia. *J res advanc dent.* 2020; 10(1):2-19.

13. Dolhman GF, Carl olof Nylen. O nascimento do Otomicroscópio e da Microcirurgia. *Arch Otolaryngol.* 1969;90(2):161-65.

14. Hsun-Liang (Albert) Chan, Diego Velasquez-Plata. Microcirurgia em Dentisteria Periodontal e de Implantes.

15. Perrit R. Queratectomia superficial. *J Int Coll Surg.* 1952;17(1):220-3.

16. Bowles SW. Uma nova adaptação do microscópio à medicina dentária. *Dental Cosmos.* 1907; 49:358-62.

17. Apotheker H, Jako. Um microscópio para utilização em medicina dentária. *J Microsurg.*1981;1(2):7-10.

18. Chou TM, Pameijer CH. A aplicação da microdentisteria na prótese fixa. *J Prosthet Dent.* 1985; 54:36-42.

19. Cortellini P, Tonetti MS. Abordagem microcirúrgica à regeneração periodontal. Avaliação inicial numa coorte de casos. *J Periodontol.* 2001;72(4):559-69.

20. Selvig KA, Kersten BG, Chamberlain AD, Wikesjö UM, Nilvéus RE. Cirurgia regenerativa de defeitos periodontais intra-ósseos utilizando membranas de barreira de ePTFE: avaliação microscópica eletrónica de varrimento das membranas recuperadas versus cicatrização clínica. *J Periodontol.* 1992;63(12):974-78.

21. Wiltfang J, Schultze-Mosgau S, Merten HA, Kessler P, Ludwig A, Engelke W. Avaliação endoscópica e ultra-sonográfica do seio maxilar após o aumento combinado do pavimento do seio e a inserção de implantes. *Oral Surg Oral Med Oral Pathol Oral Radiol Endod.* 2000;89(3):288-91.

22. Cortellini P, Tonetti MS. Abordagem microcirúrgica à regeneração periodontal. Avaliação inicial numa coorte de casos. *J Periodontol.* 2001;72(4):559-69.
23. Francetti L, Del Fabbro M, Testori T, Weinstein RL. Microcirurgia periodontal: relato de 16 casos tratados consecutivamente pela técnica de autoenxerto de papila livre rotacionada combinada com o retalho coronalmente avançado. *Int J Periodontics Restorative Dent.* 2004;24(3):272-79.
24. Burkhardt R, Lang NP. Cobertura de recessões gengivais localizadas: comparação de técnicas micro e macrocirúrgicas. *J Clin Periodontol.* 2005;32(3):287-93.
25. Francetti L, Del Fabbro M, Calace S, Testori T, Weinstein RL. Tratamento microcirúrgico da recessão gengival: um estudo clínico controlado. *Int J Periodontics Restorative Dent.* 2005;25(2):181-88.
26. Michaud RM, Schoolfield J, Mellonig JT, Mealey BL. A eficácia da remoção de cálculo subgengival com destartarização e alisamento radicular assistidos por endoscopia: um estudo em dentes multirradiculares. *J Periodontol.* 2007;78(12):2238-45.
27. Checchi L, Montevecchi M, Checchi V, Zappulla F. A relação entre hemorragia à sondagem e depósitos subgengivais. Uma avaliação endoscópica. *Open Dent J.* 2009; 3:154-60.
28. Latha TA, Sudarsan S, Arun KV, Talwar A. Cobertura radicular em defeitos de recessão gengival de classe I, combinando enxerto de pedículo papilar rodado e retalho reposicionado coronalmente, utilizando uma abordagem microcirúrgica: Uma avaliação clínica. *J Indian Soc Periodontol.* 2009;13(1):21-6.
29. Bagheri SC, Meyer RA, Khan HA, Wallace J, Steed MB. Reparação microcirúrgica do nervo trigémeo periférico após osteotomia sagital do ramo dividido da mandíbula. *J OralMaxillofac Surg.* 2010;68(11):2770-82.
30. Bittencourt S, Del Peloso Ribeiro E, Sallum EA, Nociti FH Jr, Casati MZ. O microscópio cirúrgico pode melhorar o recobrimento radicular com enxerto de tecido conjuntivo subepitelial: um ensaio clínico randomizado e controlado. *J Periodontol.* 2012;83(6):721- 30.
31. Leonard S. Tibbetts, J. David Cross, Bryan S. Pearson, A técnica Shanelec SMILE: Implante Microcirúrgico Imediato e Colocação de Restauração Provisória em Locais Estéticos Anteriores. *Clin Advan Periodontics.*2011; 1(3):473- 92.
32. Ramisetti A, Ramakrishnan T, Emmadi P, Ambalavanan N, Saravana Kumar R, Deepalakshmi D. *Int j microdentistry.* 2012;3(2):61-9.
33. Mohan, Ranjana Jain, Rohit. Abordagem microcirúrgica para o recobrimento radicular da gengiva recuada na zona estética. *Arch Reconstruct Microsurgery.* 2015;22(2):69-73.
34. Kahn S, Rodrigues WJ, Barceleiro Mde O. Microcirurgia plástica periodontal no tratamento de recessão gengival profunda após movimentação ortodôntica. *Case Rep Dent.* 2013; 2013:851413.
35. Pandey S, Mehta DS. Tratamento de recessão gengival localizada utilizando o auto-enxerto de papila livre rotacionada combinado com retalho avançado coronalmente pela técnica convencional (macrocirurgia) e cirurgia sob ampliação (microcirurgia): Um estudo clínico comparativo. *J Indian Soc Periodontol.* 2013;17(6):765-70.
36. Nizam, Nejat & Bengisu, Orhun & Sönmez, Sule. (2014). Técnicas Micro e Macrocirúrgicas no Recobrimento de Recessão Gengival Utilizando Enxerto de Tecido Conjuntivo: 2 Anos de Acompanhamento. *J Esthetic Restorative Dent.* 2013;27(3):121-24.

37. Patel PV, Kumar N, Durrani F. Tratamento estético microcirúrgico da fenestração gengival por um enxerto de espessura parcial reposicionado coronalmente: um relato de caso. *J Clin Diagn Res*. 2013;7(11):2649-50.

38. Gennaro P, Chisci G, Gabriele G, Iannetti G. Técnicas cirúrgicas e microcirúrgicas conservadoras para a gestão de implantes dentários que colidem com o nervo alveolar inferior. *Br J OralMaxillofac Surg*. 2014;52(6):566-68.

39. Barbosa, Renata & Dourado, Mônica & Azoubel, Maria & Tunes, Roberta & Ribeiro, Érica & Bittencourt, Sandro & Tunes, Urbino. (2014). Efeito do Tabagismo na Técnica de Microcirurgia Periodontal no Tratamento da Recessão Gengival. *Br J Med Human Health*. 2014;2(1):2317-86.

40. Kapadia JA, Bhedasgoankar SY, Bhandari SD. Microcirurgia periodontal: Um relato de caso. *J Indian Soc Periodontol*. 2013;17(6):790-92.

41. Mohan r, Janardhana Amaranath BI, Barthik Krishna M, Jain R. Abordagem microcirúrgica para a gestão da recessão gengival múltipla pela técnica de bolsa de túnel com combinação de enxerto de tecido conjuntivo subepitelial. *Tmu j. Dent* \ 2014;1(3):125-27.

42. Osborn JB, Lenton PA, Lunos SA, Blue CM. Avaliação endoscópica vs. tátil do cálculo subgengival. *J Dent Hyg*. 2014;88(4):229-36.

43. Naicker, M, Ngo, LH, Rosenberg, AJ, Darby, IB. A eficácia da utilização do perioscópio como adjuvante da terapia periodontal não cirúrgica: Resultados clínicos e radiográficos. *J Periodontol*. 2022; 93(34):20- 30.

44. Perumal MP, Ramegowda AD, Lingaraju AJ, Raja JJ. Comparação entre o desbridamento microcirúrgico e o desbridamento convencional com retalho aberto: Um ensaio aleatório controlado. *J Indian Soc Periodontol*. 2015;19(4):406-10.

45. Jindal U, Pandit N, Bali D, Malik R, Gugnani S. Avaliação comparativa da cobertura de recessão com enxerto de tecido conjuntivo sub-epitelial utilizando abordagens macrocirúrgicas e microcirúrgicas: Um estudo aleatório de boca dividida. *J Indian Soc Periodontol*. 2015;19(2):203-07.

46. Muthukumar S, Rangarao S. Aumento cirúrgico da papila interdentária - Uma série de casos. *Contemp Clin Dent*. 2015;6(Suppl 1): S294-98.

47. Thankkappan P, Roy S, Mandlik VB. Avaliação comparativa da gestão da recessão gengival utilizando enxerto de tecido conjuntivo subepitelial e membrana de colagénio através da técnica microcirúrgica periodontal: Um estudo clínico de 40 casos. *J Indian Soc Periodontol*. 2016;20(2):189-94.

48. Geisinger ML, Mealey BL, Schoolfield J, Mellonig JT. A eficácia da destartarização subgengival e do alisamento radicular: uma avaliação da terapia com e sem a utilização do endoscópio periodontal. *J Periodontol*. 2007;78(1):22-28.

49. Kumar A, Bains VK, Jhingran R, Srivastava R, Madan R, Rizvi I. Patientcentered Microsurgical Management of Gingival Recession using Coronally Advanced Flap with Either Platelet-rich Fibrin or Connective Tissue Graft: Uma análise comparativa. *Contemp Clin Dent*. 2017;8(2):293-304.

50. Ucak O, Ozcan M, Seydaoglu G, Haytac MC. Instrumentos Microcirúrgicos em Retalhos Avançados Coronalmente e Movidos Lateralmente para Defeitos de Recessão Isolados Classe III de Miller: Um ensaio clínico controlado e aleatório. *Int J Periodontics Restorative Dent*. 2017;37(1):109-15.

51. Mingdeng R, Yanhong H, Haibin L, et al. *Hua Xi Kou Qiang Yi Xue Za Zhi*. Aplicação

da microcirurgia periodontal no aumento da gengiva anexada em torno de um implante.2018;36(1):71-5.
52. Francetti L, Taschieri S, Cavalli N, Corbella S. Quinze anos de seguimento de um caso de retratamento cirúrgico de uma única recessão gengival. *Case Rep Dent.* 2018; 2018:3735162.
53. Nizam, Nejat & Akcali, Aliye. Retalho de papila dupla e enxerto de tecido conjuntivo na cobertura de recessões gengivais usando microcirurgia: série de casos. *Gaz Medl J.* 2018;20(1):10.5455.
54. Patel C, Mehta R, Joshi S, Hirani T, Joshi C. Avaliação Comparativa do Tratamento de Recessões Gengivais Localizadas com Retalho Coronalmente Avançado Utilizando Técnicas Microcirúrgicas e Convencionais. *Contemp Clin Dent.* 2018;9(4):613-18.
55. L.O. Dantas, D.M. Rego, E.M. Dantas, B.C. Gurgel, A.D.L.L. Costa, M.T. Leal, D.N. Tatakis. Microcirurgia periodontal e granuloma piogénico: uma visão. *European Fed Periodontol.*2018:1(1):406-12.
56. W. Rosalem, B. Rescala, F. Vidal. O uso de técnicas de microcirurgia para tratar a recessão de classe II de Miller no gerenciamento do biótipo periodontal fino. *European Fed Periodontol.*2018:1(1):415-24.
57. Shetty S, Thoudam B. Avaliação comparativa dos resultados do procedimento cirúrgico microcirúrgico e convencional de retalho aberto em pacientes com periodontite - um estudo histopatológico e de microscopia eletrónica de varrimento. *Biomed j tech sci res.*2018;6(5):1-12.
58. Nasr H., A utilização do Microscópio Operatório Dentário para a recuperação de diferentes tipos de parafusos de pilar de implante fracturados: Relatos de casos. *Dentistry.*2018;8(8):507- 13.
59. Rathi M, Jha AK, Singh S, Prakash P. Microcirurgia periodontal usando a modificação de Zucchelli do retalho coronalmente avançado com membrana PRF para cobertura radicular. *Int J Case Rep Images* 2018; 9:1-7.
60. Singh, Harjeet & Mandlik, Vivek. Reconstrução Cirúrgica da Papila Interdentária utilizando Enxerto de Tecido Conjuntivo Subepitelial por Técnica Microcirúrgica: Um Estudo Clínico. *JBR Journal Interdiscip Med Dent Sci.*2018; 6(2):2.
61. Yadav D, Singh S, Roy S. Microcirurgia periodontal para gestão de recessão tecidular marginal múltipla utilizando a modificação de Zucchelli do retalho coronalmente avançado e da membrana de pericárdio numa zona estética. *J Indian Soc Periodontol.* 2019;23(3):284-89.
62. Agarwal SK, Jhingran R, Bains VK, Srivastava R, Madan R, Rizvi I. Patientcentered evaluation of microsurgical management of gingival recession using coronally advanced flap with platelet-rich fibrin or amnion membrane: Uma análise comparativa. *Eur J Dent.* 2016;10(1):121-33.
63. Mohan Kumar P, Jaswitha V, Gautami S P, Ksv R, Aplicações do microscópio na terapia periodontal - O papel da ampliação é realmente importante! *Int J Periodontol Implantol* 2019;4(1):1-5.
64. Preethi, Nalini, E., Prasad, A.K., Devi, R., Priya, K.S., & Tamilselvi. Um Estudo Comparativo de Frenectomia Convencional e Microcirúrgica - Um Ensaio Clínico Randomizado. *Int J Recent Sci Res.* 2020; 11(08), 39494-39497.
65. *Hua Xi Kou Qiang Yi Xue Za Zhi.* Eficácia do tratamento não cirúrgico assistido por endoscopia periodontal na periodontite severa e generalizada. *Int J Dent.* 2020;38(4):393-97.

66. Srivastava R, Mohan R, Saravana Balaji MD, Vijay VK, Srinivasan S, Navarasu M. Um ensaio clínico randomizado controlado em um procedimento microcirúrgico minimamente invasivo versus convencional para o tratamento da recessão gengival localizada na zona estética usando Alloderm. *J Pharm Bioallied Sci.* 2021;13(Suppl 1): S476-83.

67. Karmakar S, Kamath DSG, Shetty NJ, Natarajan S. Tratamento de Recessões Gengivais Múltiplas Adjacentes de Classe I e Classe II através da Técnica do Túnel Microcirúrgico Modificado e do Retalho Coronalmente Avançado Modificado com Enxerto de Tecido Conjuntivo: Um Ensaio Clínico Randomizado Mono-centro. *J Int Soc Prev Community Dent.* 2022;12(1):38-48.

68. Graetz C, Sentker J, Cyris M, Schorr S, Springer C, Fawzy El-Sayed KM. Efeitos do tratamento não cirúrgico da periodontite assistido por endoscopia periodontal: Four-Month Results of a Randomized Controlled Split-Mouth Pilot Study. *Int J Dent.* 2022; 1:9511492.

69. Rino Burkhardt, Niklaus P. Lang. Periodontologia Clínica e Dentisteria de Implantes, Sexta Edição.1043-55.

70. Ma L, Fei B. Revisão abrangente de microscópios cirúrgicos: desenvolvimento de tecnologia e aplicações médicas. *J biomedl optics* .2021;26(1):1-10.

71. Carr GB, Murgel CA. A utilização do microscópio operatório em endodontia. *Dental Clinics.* 2010;54(2):191-214.

72. Valachi B. Ampliação em medicina dentária: o impacto das caraterísticas ergonómicas na sua saúde. *Dentistry today.* 2009;28(4):132-4.

73. Eichenberger M, Perrin P, Neuhaus KW, Bringolf U, Lussi A. Influence of loupes and age on the near visual acuity of practicing dentists. *J biomed optics.* 2011;16(3):035003.

74. Cangas JA, Badalyan K, Burkhart R. Microscopic dentistry. Um guia prático. Carl Zeiss. 2015:70-101.

75. García Calderón M, Torres Lagares D, Calles Vázquez C, Usón Gargallo J, Gutiérrez Pérez JL. A aplicação da cirurgia microscópica em medicina dentária. *Medicina Oral, Patología Oral y Cirugía Bucal* (Internet). 2007(4):311-6.

76. Tibbetts LS, Shanelec D. Princípios e prática da microcirurgia periodontal. *Int J Microdent.* 2009;1(1):2-12.

77. Fricker J. Robert Acland. Manual de Prática de Acland para Cirurgia Microvascular. Terceira edição. *Arch Plast Surg* 2012; 39:575.

78. Bud M, Jitaru S, Lucaciu O, Korkut B, Dumitrascu-Timis L, Ionescu C, Cimpean S, Delean A. As vantagens do microscópio operatório dentário na dentisteria de restauração. *Relatórios de Medicina e Farmácia.* 2021;94(1):22.

79. Singh VD, Mohan R, Jain D. A tríade microcirúrgica - ampliando o sucesso em procedimentos plásticos periodontais. *IP Int J Periodontol e Implante.* 2019;4(2):62-68

80. Dibart S. Cirurgia plástica periodontal prática. John Wiley & Sons; 2017.

81. Campos GV, Lopes CJ. Microcirurgia plástica periodontal e peri-implantar: técnicas minimamente invasivas com máxima precisão. Quintessência; 2021.

82. Sitbon Y, Attathom T. Medicina dentária de intervenção mínima II: parte 6. Microscópio e técnicas microcirúrgicas em periodontia. *Br dent j.* 2014;216(9):503-9.

83. Wennström JL. Terapia mucogengival. *Anais de periodontologia.* 1996;1(1):671-701.

84. Miller Jr PD. Recobrimento radicular com enxerto gengival livre: factores associados ao recobrimento incompleto. *J Periodontol.* 1987;58(10):674-81.

85. Kerner S, Sarfati A, Katsahian S, Jaumet V, Micheau C, Mora F, Monnet-Corti V,

Bouchard P. Qualitative cosmetic evaluation after root-coverage procedures (Avaliação cosmética qualitativa após procedimentos de recobrimento radicular). *J Periodontol.* 2009;80(1):41-7.
86. Zucchelli G, Testori T, De Sanctis M. Factores clínicos e anatómicos que limitam os resultados do tratamento da recessão gengival: um novo método para pré-determinar a linha de cobertura radicular. *J periodontol.* 2006;77(4):714-21.
87. Chambrone L, Sukekava F, Araújo MG, Pustiglioni FE, Chambrone LA, Lima LA. Procedimentos de recobrimento radicular para o tratamento de defeitos localizados do tipo recessão: Uma revisão sistemática da Cochrane. *J periodontol.* 2010 Apr;81(4):452-78.
88. Zuhr O, Rebele SF, Cheung SL, Hürzeler MB, Grupo de Investigação sobre Biologia dos Tecidos Moles Orais e Cicatrização de Feridas. Cirurgia sem incisão na papila: procedimentos de retalho em túnel na cirurgia plástica periodontal e de implantes. *Periodontol 2000.* 2018;77(1):123-49.
89. Staffileno H. Diferenças significativas e vantagens entre os retalhos de espessura total e de espessura parcial. *J Periodontol.* 1974;45(6):421-5.
90. Mörmann W, Ciancio SG. Suprimento sanguíneo da gengiva humana após cirurgia periodontal. Um estudo angiográfico com fluoresceína. *J periodontol.* 1977;48(11):681-92.
91. Baldi C, Pini-Prato G, Pagliaro U, Nieri M, Saletta D, Muzzi L, Cortellini P. Procedimento de retalho coronalmente avançado para recobrimento radicular. A espessura do retalho é um fator de previsão relevante para conseguir o recobrimento radicular? Uma série de 19 casos. J periodontol. 1999;70(9):1077-84.
92. Stefanini M, Marzadori M, Aroca S, Felice P, Sangiorgi M, Zucchelli G. Tomada de decisão em procedimentos de recobrimento radicular para o resultado estético. Periodontol 2000. 2018;77(1):54-64.
93. Wikesjö UM, Crigger M, Nilvéus R, Selvig KA. Eventos de cicatrização precoce na interface dentina-tecido conjuntivo. Observações de microscopia eletrónica de luz e de transmissão. *J periodontol.* 1991;62(1):5-14.
94. Miller PD. Classificação de Miller da recessão dos tecidos marginais revisitada após 35 anos. *Compen Contin Edu Dent.* 2018;39(8):1-20.
95. Cairo F, Nieri M, Cincinelli S, Mervelt J, Pagliaro U. The interproximal clinical attachment level to classify gingival recessions and predict root coverage outcomes: an explorative and reliability study. *J clinical periodontol.* 2011;38(7):661-6.
96. Allen AL. Utilização do envelope supraperiosteal em enxertos de tecidos moles para recobrimento radicular. I. Fundamentação e técnica. *Int J Periodont & Resto Dent.* 1994;14(3):20-9.
97. Edel A. Avaliação clínica de enxertos de tecido conjuntivo livre utilizados para aumentar a largura da gengiva queratinizada. *J clinperiodontol.* 1974;1(4):185-96.
98. Raetzke PB. Cobertura de áreas localizadas de exposição radicular com o uso do "envelope"

técnica. *J periodontol.* 1985;56(7):397-402.
99. Li KK, Meara JG, Alexander Jr A. Localização da artéria palatina descendente em relação à osteotomia Le Fort I. *J oral maxill cirurg.* 1996;54(7):822-5.
100. Reiser GM, Bruno JF, Mahan PE, Larkin LH. O local do dador palatino do enxerto de tecido conjuntivo subepitelial: considerações anatómicas para os cirurgiões. *Int JPerio & Resto Dent.* 1996;16(2).

101. Monnet-Corti V, Santini A, Glise JM, Fouque-Deruelle C, Dillier FL, Liébart MF, Borghetti A. Enxerto de tecido conjuntivo para o tratamento da recessão gengival: avaliação das dimensões máximas do enxerto na abóbada palatina como local doador. *J periodontol.* 2006;77(5):899-902.

102. Harris RJ. O tecido conjuntivo e o enxerto de pedículo duplo de espessura parcial: Um método previsível de obtenção de recobrimento radicular. *J periodontol.* 1992;63(5):477-86.

103. Bakhshi M, Rahmani S, Rahmani A. Lasers no tratamento estético da hiperpigmentação da melanina gengival: um artigo de revisão. *Lasers med sci.* 2015; 30:2195-203.

104. Lin YH, Tu YK, Lu CT, Chung WC, Huang CF, Huang MS, Lu HK. Revisão Sistemática das Modalidades de Tratamento para Despigmentação Gengival: A Random-Effects P oisson Regression Analysis. *JEsth Resto Dent.* 2014;26(3):162-78.

105. Pavlic V, Brkic Z, Marin S, Cicmil S, Gojkov-Vukelic M, Aoki A. Despigmentação da melanina gengival por laser Er: YAG: Uma revisão da literatura. *J Cosmet Laser Therapy.* 2018;20(2):85-90.

106. Romanos, DDS, PhD GE. Estado atual da carga imediata de implantes orais. *J Oral Implant.* 2004;30(3):189-97.

107. Widmark G, Friberg B, Johansson B, Sindet-Pedersen S, Taylor Â. Mk III: Uma terceira geração do implante Brânemark System® autoperfurante, incluindo o novo design de pega interna Stargrip. Um estudo prospetivo de 1 ano em quatro centros. *Clin implant dent related res.* 2003;5(4):273-9.

108. Tarnow DP, Magner AW, Fletcher P. The effect of the distance from the contact point to the crest of bone on the presence or absence of the interproximal dental papilla. *J periodontol.* 1992;63(12):995-6.

109. Carnio J. Reconstrução cirúrgica da papila interdentária utilizando uma enxerto de tecido conjuntivo subepitelial: relato de um caso. *J ProsthDent.* 2004;92(3):282.

110. Shanelec DA, Tibbetts LS. Uma perspetiva sobre o futuro da microcirurgia periodontal. Periodontologia 2000. 1996 Jun;11(1):58-64.

111. Yadav VS, Salaria SK, Bhatia A, Yadav R. Microcirurgia periodontal: Atingir novos patamares de precisão. *J Ind Soc Periodontol.* 2018;22(1):5-15.

112. Karmakar S, Das D. Microcirurgia periodontal: Ferramenta útil ou apenas mais um truque? *IJRR* .2019;6(4):179-84.

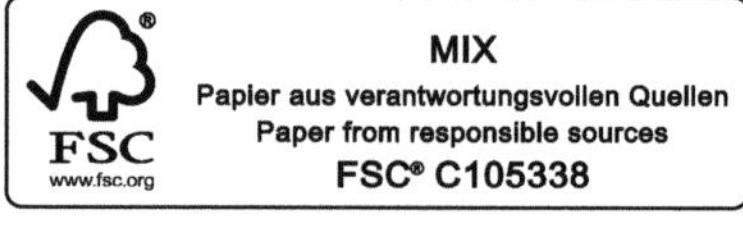

Printed by Books on Demand GmbH, Norderstedt / Germany